お酒でかかる、
体の負担を軽くする

疲れた肝臓をいたわるレシピ

東長崎駅前内科クリニック
吉良文孝 監修
寺島モエカ 料理

JN012496

成美堂出版

はじめに

　人間が生きる上でとても大切な臓器、肝臓。

　肝臓は摂取した食物を人間が生きるためのエネルギーに変えてくれたり、アルコールや薬などの有害物質を分解して無毒化する解毒の働きがあります。

　ずっと休み無く働き続けるとても働き者の肝臓は、例え日々の生活で傷ついても再生・修復をし続けてくれます。だからこそ、肝臓をいたわらなければならないのですが、食事やお酒も楽しみたいのが正直なところです。

　肝臓をいたわるため、食事では脂質と塩分に気をつけ、たんぱく質やビタミンを多く摂るように心がけましょう。野菜を多く使い具だくさんにしたり、辛みや酸味を加え調味料や油の量を抑えたりなどをして満足感のある味つけにすることもとても大切です。お酒を飲む際は適量を守り、休肝日を設けるなどの工夫をしてみましょう。

　本書では主菜・副菜・おつまみのカテゴリーに分けられており、好きなレシピを組み合わせて日々の食事に活用しやすくまとめられています。はじめはレシピどおりに作ってみて、慣れてきたら食材をアレンジしてもよいですね。また外食やテイクアウト時のメニュー選びについても本書の知識を活用してみてください。

　なによりも大切なことは継続することです。無理せず食生活のなかに取り入れ、元気な肝臓をつくるための助けになれば幸いです。

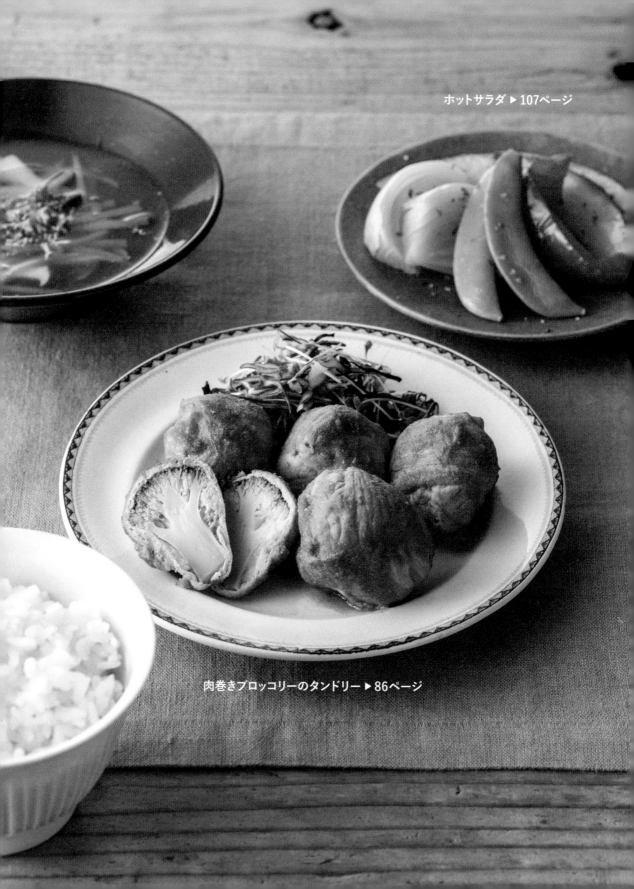

ホットサラダ ▶ 107ページ

肉巻きブロッコリーのタンドリー ▶ 86ページ

Contents
目次

Part 3
肝臓をいたわる**主菜**

肉 meat

卵 egg

乳製品 milk/cheese

Part 1 知っておきたい
肝臓の役割

Part 2 肝臓のための
食事の基本と献立

肝臓をいたわる5つの献立

Part 4
肝臓をいたわる**副菜**

忙しくても肝臓をいたわる！
主菜の作りおき

忙しくても肝臓をいたわる！
副菜の作りおき

Column

Part5
肝臓をいたわる
おつまみ

この本に関する注意点

- 計量単位は大さじ1＝15㎖、小さじ1＝5㎖、1カップ＝200㎖です。
- 調味料について、特に注釈のないものは、しょうゆは濃口しょうゆ、塩は食塩、砂糖は上白糖、味噌は合わせ味噌を使用しています。
- 糖質とは炭水化物から食物繊維を引いたものです。
- 電子レンジ、オーブントースター、オーブンのワット数や加熱時間はメーカーや機種によって異なりますので、様子を見て加減してください。また、加熱する際は、付属の説明書に従って、高温に耐えられるガラスの器やボウルなどを使用してください。
- 火加減は特に表記がない場合、中火で調理を行ってください。

Part 1

知っておきたい

[肝臓の役割]

人間が生きるうえでとても大切な臓器、肝臓。
さまざまな機能をもつこの臓器が健康であるからこそ、
私たちは日々を平穏に過ごすことができます。
でも、もしこの臓器が不全に陥ったとしたら……。
ここでは肝臓の主な役割とともに、
お酒と肝臓病の関係性について解説します。

そもそも肝臓ってどんな臓器?

「沈黙の臓器」と呼ばれ、お酒を飲み過ぎると負担がかかる
イメージのある肝臓ですが、そもそもどんな臓器なのでしょうか。
まずはその機能と役割について知っておきましょう。
肝臓も専門にしている吉良先生に教えてもらいました。

●肝臓の働き

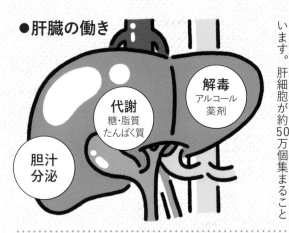

代謝
糖・脂質
たんぱく質

解毒
アルコール
薬剤

胆汁
分泌

腹部右上にある人体で最大の臓器

肝臓は、人の体のなかで最も大きい臓器です。体重の約2%を占めると言われ、成人男性だと1・2〜1・5キロもの重さがあります。一般的には、上腹部の右側に、肋骨に守られるように位置しています。

肝臓は、「肝実質細胞」と「非実質細胞」の2種類の細胞で構成されています。肝実質細胞は「肝細胞」とも呼ばれ、肝臓全体の細胞の約6割を占めています。肝細胞が約50万個集まること

で六角柱の形をした組織「肝小葉（かんしょうよう）」になり、それがさらに約50万個集まることで、肝臓になるのです。

役割の多い働き者。重要な役割は主に3つ

肝臓は、とにかくたくさんの機能を持っています。分泌される酵素の数は何千とあり、それぞれが体を守るためにあらゆる化学反応を起こします。役割の数でいうと500を超え、その働きぶりは「人体の化学工場」と例えられるほどです。

膨大な役割のなかでも特に重要なのが、「解毒」、「栄養素の代謝」、「胆汁の分泌」の3つです。次のページから、それぞれの働きについて見ていきましょう。

教えてくれたのは
吉良文孝先生

東長崎駅前内科クリニック院長。東京慈恵会医科大学卒業後、JCHO東京新宿メディカルセンターや都内内科クリニックなどを経て、2018年にクリニックを開院。

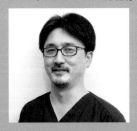

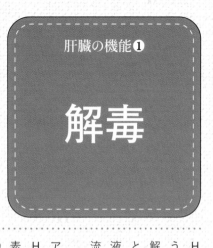

肝臓の機能❶

解毒

アルコールや薬を分解して無害化する

肝臓の主な役割のひとつめは、「解毒」。血液中に紛れ込んだ有害物質を分解して、害のない物質に変えるという機能です。有害物質とは、主にアルコールや薬剤などを指します。

アルコールの分解には、2つの段階があります。まず、胃や腸で吸収されたアルコールが肝臓に到達すると、「アルコール脱水素酵素（ADH）」という酵素によって、「アセトアルデヒド」という物質に変換されます（1回目の分解）。次に、アセトアルデヒド脱水素酵素（ALDH）という酵素によって、「酢酸」という物質に変換されます（2回目の分解）。そして、肝臓を出た酢酸は、水と二酸化炭素に分解・無害化され、血液中に送り出されて排出されるという流れです。

アルコール脱水素酵素（ADH）やアセトアルデヒド脱水素酵素（ALDH）以外にも、肝臓にはたくさんの酵素があります。そしていつどの酵素が働くかは、解毒する対象の物質によって変わってきます。たとえば、薬剤を分解する際に働く酵素は「薬物代謝酵素（CYP）」と呼ばれ、どんな薬を分解するかによって酵素の種類がさらに細分化していきます。必ずしもひとつの物質の分解にひとつの酵素が対応しているわけではなく、なかには幅広い物質の分解に関わっている分解の働き者の酵素もあるのです。

解毒機能がパンクすると体に悪影響が及ぶ

血液中に一度にたくさんの有害物質が入ってくることは、肝臓にとってはこなすべき仕事が急に増えたことになるため、大きな負担となります。それらすべてを分解するのに手が回らなくなり、アルコールであれば二日酔いにつながり、薬剤であれば、薬の種類にもよりますが、薄まるはずの薬の成分が薄まらずに吸収されて体に弊害をもたらすこともあるのです。

●解毒の流れ

肝臓

アルコール

アルコール脱水素酵素 → 分解

アセトアルデヒド

アセトアルデヒド脱水素酵素 → 分解

酢酸

分解

水＆二酸化炭素

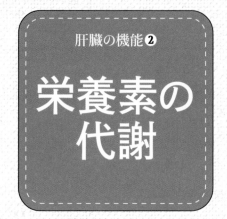

栄養素の代謝

摂取した栄養素を使いやすい形に変える

肝臓の主な役割のふたつめが、「栄養素の代謝」です。代謝とは、体内の物質の量を調節する役割のこと。代謝とは、私たちが食べたり飲んだりしたものは、胃腸で消化・吸収されたあと、肝臓で使いやすい物質に作り替えられます。ただ物質を分解するだけでなく、余ったものを貯蔵したり、貯蔵していたものを必要に応じて再合成したりすることで、体内にある量を調節するのです。

たとえば糖質なら、消化管でブドウ糖に作り変えられたあと、肝臓でグルコースに変えられて全身に行き渡りま

コースに変えられて全身に行き渡りますが、余った分は中性脂肪として貯蔵されます。たんぱく質なら、肝臓でアミノ酸に分解されたあと全身に運ばれます。一部はたんぱく質に合成されて貯蔵されたり、尿素となって腎臓から排出されたりします。

脂質なら、消化管でカイロミクロンに変えられたあと、肝臓にてコレステロールなどに変えられます。そのあと

す。余ったものはグリコーゲンに変えられて貯蔵されますが、貯蔵量にも限界があり、さらに余分なグルコースは中性脂肪となって貯蔵されます。

●代謝の流れ

| たんぱく質 | 脂質 | 糖質 |

消化管

| | カイロミクロン | ブドウ糖 |

肝臓

| アミノ酸 | コレステロールなど | グルコース |

| たんぱく質 貯 | | グリコーゲン 貯 |

余ったら…

| 尿素 | | 中性脂肪 |

| 腎臓から排出 | | 全身へ |

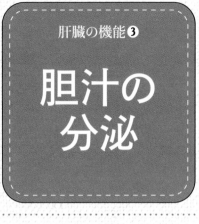

胆汁の分泌

胆汁の主な役割は、腸からの脂肪の吸収を助けることです。胆汁は、胃や腸のように消化酵素は持っていません。しかし、胆汁の主成分である「胆汁酸」には界面活性剤の役割があり、これが脂肪を溶けやすくして消化をスムーズにするというわけです。胆汁にはそのほかにも、たんぱく質を分解しやすくする、老廃物を排出するなどの役割があります。

脂肪の消化を助ける 胆汁を作り出す

胆臓の主な役割の3つめが、「胆汁の分泌」です。胆汁とは消化液の一種で、肝臓で1日1リットルもの量が作られています。

肝臓ではまず、コレステロールが酸化されて胆汁酸が作られます。その胆汁酸がタウリンやグリシンなどの物質と結びつくことで、胆汁になります。そのあとは胆のうに運ばれて濃縮され、一時的に蓄積されます。体が脂肪を摂取するとそれが刺激となって、十二指腸へと分泌されていくのです。

●胆汁分泌の流れ

肝臓

- コレステロール
  - 酸化
- 胆汁酸
  - タウリンなどと結合
- 胆汁

胆のう

- 蓄積

刺激

十二指腸へ

胆汁の分泌や流れが 体に影響を及ぼす

肝臓がダメージを受け続けると、肝臓の全体的な機能低下にともなって、作られる胆汁の量も減っていきます。胆汁の量が減ることで脂肪の消化がスムーズにいかなくなり、胃もたれや食欲不振などを引き起こします。

また、肝臓の不調によって胆汁の流れが悪くなると、胆汁の通り道である肝臓から十二指腸にかかる「胆管」がふさがってしまいます。その結果、皮膚や白眼が黄色くなる黄疸や、倦怠感などの症状が引き起こされる恐れもあります。

胆汁の役割

- ●脂肪の消化・吸収を助ける
- ●たんぱく質を 分解しやすくする
- ●肝臓で出た 老廃物を処理する

　　　　　　など

肝臓が悪くなると こんな危険な状態に

肝臓の不調が悪化すると、どんなことが起こるのでしょうか。
「沈黙の臓器」と呼ばれる肝臓は、
症状がなくても病気が進行していることも。
起こりうる病気とその進行の流れを知っておきましょう。

病気・状態

脂肪肝

**■肝臓に脂肪が溜まったフォアグラ状態。
肥満や生活習慣の乱れが原因**

肝臓全体の30%以上が脂肪化した状態のこと。
分解して余った中性脂肪は肝臓に蓄えられま
すが、それが消費されずにどんどんたまって
いくことで脂肪肝に。肥満や生活習慣の乱れ、
糖尿病や脂質異常などの生活習慣病が原因と
され、脂肪性肝炎に進行することがあります。

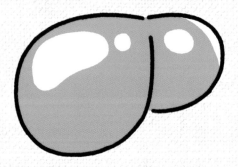

肝炎

**■肝細胞が炎症を起こしている状態。
原因や状態によってさまざまな種類が**

肝臓の細胞が炎症を起こす病気で、肝細胞が
破壊されている状態です。原因によって「脂
肪性肝炎」「アルコール性肝炎」「ウイルス性
肝炎」などに分けられます。また、症状が短
期的なものは急性、6か月以上持続している
ものは慢性と診断されることが多いです。

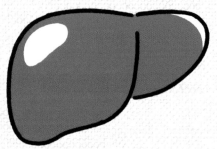

アルコール

アルコールの過剰摂取により肝臓が炎症を起こします。長期間の常習的な飲酒はアルコール性肝障害につながり、肝臓病の原因に。

肥満

肥満は、脂肪肝の原因になります。肥満になると脂肪が燃焼しにくくなるため、肝臓に脂肪が溜まりやすい状態に。

ウイルス

A型・B型・C型・E型の4つの肝炎ウイルスが原因の肝炎に。A型・E型は飲食物、B型・C型は血液や体液を介して感染します。

そのほか、薬剤、免疫力の低下 など

起こりうる

肝臓がん

■ 肝炎や肝硬変が悪化するとがんに。
がんの死亡者数では第5位

主に肝臓の細胞ががん化する病気のことで、日本ではがん死亡者数の第5位。C型肝炎が原因の65％を占めると言われ、それが肝硬変になり肝臓がんと進行していくか、あるいは肝炎からそのまま肝臓がんへと進行します。アルコールや食習慣が原因となることも。

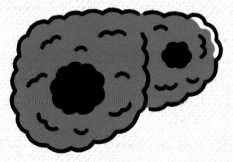

肝硬変

■ 肝細胞が繊維化してかたくなった状態。
進行すると生活に支障が出る場合も

肝臓がかたくなった状態のこと。慢性的な肝炎や肝障害により肝細胞の破壊と再生が繰り返され、それによって細胞の繊維化が進んでかたくなっていきます。進行すると、食欲不振や倦怠感など、生活に支障が出るような症状も現れてきます。

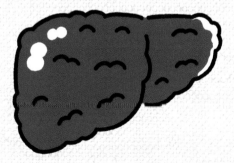

「沈黙の臓器」はなかなかサインを出さない

肝臓は「沈黙の臓器」と言われていますが、それは病気になっても症状が現れにくいという肝臓の性質を表しています。

高い再生能力を持っている肝臓は、たとえば手術などで7割がたを摘出したとしても、時間がたてばある程度元通りになるとされています。また、予備能力も優れており、細胞がダメージを受けたとしても残りの細胞がその役割をカバーしてくれるのです。

これらの能力ゆえに、肝臓はダメージを受け続けてもなかなか自覚症状が現れません。これは裏を返すと危険なことでもあり、自覚症状が出てきた頃にはかなり病気が進行している場合が多いのです。

症状の現れ方は病気や進行具合によってもさまざまです。たとえば急性肝炎は比較的わかりやすく、熱、倦怠感、黄疸、食欲不振などの症状が現れます。しかし、慢性肝炎はあまり症状が出ず、それゆえに気づかないまま放置してしまうこともままあります。

脂肪肝の場合は、痛みなどの目立った症状は少ないですが、肥満傾向があるということでいうと自覚は持ちやすいかもしれません。

肝臓がんの原因第1位はC型肝炎

肝臓の不調や病気の進行には、さまざまな原因やルートがあります。たとえば、ウイルス性肝炎から肝硬変になったり、アルコール性肝障害から肝硬変を経ることなく肝臓がんになったりすることも。あらゆることが肝臓がんの原因となりますが、その中でもいま日本で一番多いとされているのはC型肝炎です。

しかし、近年では薬の研究が進み、C型肝炎はだんだんと治る病気になってきています。なので、これから徐々に減少してくるでしょう。それに対し、治りにくいとされているのが、B型肝炎や脂肪性肝炎（＝非アルコール性脂肪性肝炎。「NASH」とも呼ばれます）です。脂肪性肝炎は増加の傾向があり、そこから肝硬変に進行する例も増えています。

肝硬変になったら後戻りはむずかしい

必ずしも肝硬変になってから肝臓がんになるわけではありませんが、ひとつの目安として、「肝硬変になったらもう後戻りはできない」ということがあります。

先に説明したように、肝臓はダメージを受けても再生します。しかし、ダメージを受け続けて再生が追いつかな

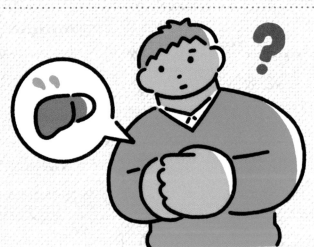

●肝臓病の原因と進行

肥満	アルコール	薬剤	肝炎ウイルス（A型・B型・C型・E型）

中性脂肪が溜まると…

脂肪肝

過剰摂取すると…

過剰摂取したりアレルギーが発生すると…

水や食べ物、血液などを介して感染すると…

進行

脂肪性肝炎	アルコール性肝障害	薬剤性肝障害

進行　　進行　　進行

肝臓がん	肝硬変	慢性肝炎（B型・C型）	急性肝炎（A型・B型・E型）

治癒（A型・E型）

自分で判断せずに専門機関で受診・検査を

　くなると破綻してしまい、肝機能異常が起こって肝硬変へと至ります。そうなると原則的に治療はむずかしく、肝移植をするなどの選択肢しかなくなるのです。投薬をしていく場合もありますが、それは治療というよりは、肝臓の損なわれた機能を補うためのもの。肝硬変になると、もう引き返すことはできないのです。

　逆にいうと、肝硬変になる前段階であれば、予備能力がまだ残っているのでなんとかカバーできます。どの段階で対策を始めるかでその後の休の状態が変わっていくので、早めに手を打っておくことが大切です。

　なかには、自覚症状とインターネットの情報などから、自分で病名を判断して病院にかかる人もいます。しかし実際に診察してみると、違う結果であることも多いのです。自己判断は誤った対応にもつながりかねないので、必ず病院や専門機関で診察・検査を受けるようにしましょう。

健康診断の血液検査の数値が示すものとは？

AST、ALT、γ-GTP……

なんとなく肝臓の状態を示している印象の3つの数値。具体的には何を表しているのでしょうか？その意味合いや読み取り方について、解説します。

3つの数値が示すのは「肝酵素異常」

AST、ALT、γ-GTPは、肝臓を気にする人であれば、健康診断の結果などで特に注意して見ている項目でしょう。

血液検査の結果にあるこれらの数値は、肝臓の状態のよしあしを知るうえでの目安とされています。

3つとも肝臓に存在している酵素で、肝臓がダメージを受けて細胞が壊れると血液中に流れ出していく性質を持っています。そのため、「血液中のAST、ALT、γ-GTPの量が多い」＝「肝臓がダメージを負って弱っている」と判断されることが多いのです。

しかし、この3つの数値が示すのは「肝酵素」の異常であり、「肝機能」の異常ではありません。AST、ALT、γ-GTPは酵素の一種であり、物質を分解するという役割を持っているので、ある程度の量は元から体に含まれており、必要に応じて放出もされています。

アルコールの分解にも関わっているので、お酒を飲んだ後は一時的に数値が高くなることもあります。なので「3つの数値が高い」＝「肝酵素異常」ですが、それが「肝機能異常」だとは一概に判断できないのです。

肝機能異常とは肝硬変などの悪い状態を指しますが、肝酵素異常は必ずしもそうとは限りません。ただし、肝酵素異常が続くと肝機能異常につながるため、やはり注意が必要です。

酵 素 の 種 類

AST（GOT）

ALTとともに「逸脱酵素」とも呼ばれます。ALTやγ-GTPとともにたんぱく質を分解する役割を持ち、肝臓のほかにも心筋肉や骨格筋などにも存在します。

ALT（GPT）

体内では主に肝臓に存在しています。ASTに比べて肝臓に含まれる量が多いため、肝臓の状態を調べる指標としてより適しているとされています。

γ-GTP

逸脱酵素に対して「胆道系酵素」とも呼ばれます。肝臓をはじめ、腎臓や膵臓にも存在しています。アルコール摂取により一時的に数値が上がることも。

数値はあくまで目安として捉える

これらの数値は、あくまで目安であると覚えておくこと。なぜなら肝機能に異常がなくても、基準値を超えるということがありえるからです。たとえば、ASTの数値は筋肉が破壊されることでも上がるため、この数値が高い人には筋肉トレーニングをする習慣が

ある場合も。また、甲状腺などの病気でも上昇することがあります。また、体質や遺伝により、お酒を飲む習慣がなくても、γ-GTPの数値が基準値の2倍以上あるという人もいるのです。

逆に、不調があってもそれが数値に現れないという人もいます。たとえば、肝硬変になっている人の肝臓はすでに壊れ切っていることが多く、それ以上AST、ALT、γ-GTPが放出されることがないため、数値は低くなります。肝硬変の人が正常値であるというケースは、意外と多いのです。

ある場合も。また、甲状腺などの病気があるのか……などさまざまな要素を総合的に見るのです。

そういった判断を自分で下すのはなかなかむずかしいので、やはり検診を定期的にしっかり受けて、専門医に判断を仰ぐのが一番いいでしょう。

健康診断の「基準値」とは？

基準値は、検査によって異なることがあります。大きな差があるわけではありませんが、なかでも人間ドックの基準は厳しいとされています。

基準を低く設定するのは、あまり基準が高いと引っかからない人が出てきてしまうため。中には、数値がそこまで高くなくても肝臓がんにかかっていたというケースもあります。洗い出しという意味を込めて、厳しめの基準を設けているのです。

なので、基準値を超えただけなら、そこまで慌てる必要はありません。再検査になっても、その結果で問題がなければ安心してOKです。検診はあくまで入り口にすぎないので、神経質にならないようにしましょう。

「肝機能異常」はどうやって判断するの？

それでは、何をもって肝機能異常かどうかを判断するかというと、3つの数値のバランス、そしてその人の生活習慣などの背景を参考にします。

数値を単体で見て判断するのではなく、γ-GTPだけが高くてほか2つは低いのか、ASTとALTのどちらか片方だけが高くてその差はどのくらいなのか、その人には頻繁にお酒を飲む習慣があるのか、筋トレをする習慣が

意外と知らない 肝臓とお酒の関係

肝臓と、肝臓にダメージを与えるお酒は切っても切れない関係。
二日酔いやアルコールの分解についてなど、
お酒と肝臓にまつわるあれこれについて解説します。
これからのお酒の飲み方に役立ててみてください。

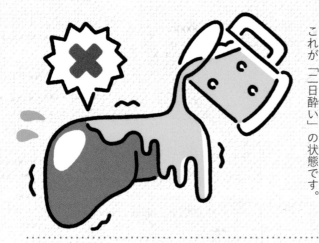

「二日酔い」は どうして起こる？

9ページでも説明したように、肝臓でのアルコール分解には2つの段階があります。アルコールを摂取しすぎると、その量に対して分解する力が追いつかず、酢酸に変換できなかったアセトアルデヒドがそのまま血液中に残ります。アセトアルデヒドには細胞障害性があるので、血中に残ることで頭痛や吐き気などの症状を引き起こします。

これが「二日酔い」の状態です。

ちなみに、たくさんお酒を飲んだ翌日は下痢を起こすことも多いですが、これは飲酒により腸の水分を吸収する力が弱まったために起こることで、肝臓とは無関係の症状です。

アルコール分解能力には 個人差がある

アルコール分解能力には個人差があります。分解能力が弱いと、アセトアルデヒドが溜まりやすく、二日酔いになりやすいのです。分解能力の差はどこで生まれるのかというと、要素のひとつに「遺伝」があります。

アルコールを分解するのは肝臓内にある酵素です。その酵素が出やすいかどうかは、遺伝によって大きく左右されます。酵素が出やすいと分解のスピードも早く、アセトアルデヒドが残りにくくなります。

ふたつめの要素は「習慣」です。ある程度お酒を飲める人に限りますが、定期的に飲酒をしていることで酵素が活性化され、分解能力が鍛えられていきます。とはいえ、分解能力の強い人でもアセトアルデヒドが出ているため、

肝臓にダメージを与えていることに変わりはありません。逆に、分解が早いことで酔いにくく、それゆえにたくさん飲み過ぎてしまうということもあるので注意が必要です。

また、酵素の活性は老化によって鈍くなっていくので、アルコール分解能力は年齢を重ねるごとに自然と衰えていくという側面もあります。

「肝臓が強い人」＝「飲める人」ではない

よく勘違いされがちなのが、「肝臓が強い人」＝「お酒をたくさん飲める人」ということです。医学的には「肝臓の代謝能力が強い人」ではなく「肝臓が強い人」という表現が使われますが、これはアルコールを分解する解毒作用だけでなく、栄養素の代謝や胆汁の分泌も含めた能力が高い人のことを指します。「肝臓が強い」と言うと多くの人はアルコールをイメージしますが、肝機能はそれだけではありません。お酒をたくさん飲めなくても肝機能が強い人はいますし、たくさん飲めても肝機能が弱い人もいます。あまりた

くさんお酒を飲んでいない人でも、注意が必要なのです。

飲み続けたいなら休肝日を設けること

アルコールは肝臓に大きな負担をかけ、そして分解されるまでにはかなりの時間がかかります。アルコール量が多ければ多いほど分解にかかる時間は長くなるため、連日お酒をたくさん飲むと肝臓が休みなく働き続けることになります。肝臓をいたわるなら、とにかく休ませることが一番です。

もちろん、肝機能が心配な人は飲酒しないのが理想ですが、どうしてもやめられない場合は休肝日を設けましょう。飲酒が習慣化していて休肝日を作るのがむずかしいという人も、これからも飲み続けたいと思うなら、できるだけ設けるように心がけてください。

飲酒することで脂肪が分解できない

飲んでいる間は、肝臓がアルコールの分解で手一杯になってしまうため、脂肪の分解まで手が回らなくなります。そうなると、本来ほかの部分にいくはずの脂肪が肝臓に溜め込まれ、脂肪肝につながります。

そんななかで揚げ物などの脂質の多いおつまみや、ラーメンなどの糖質の多いものをシメに食べてしまうと、ますます肝臓に脂肪が溜め込まれ、大幅に脂肪肝を促進させていきます。飲酒の際は、お酒の量だけでなく食べるものにも気をつけましょう。

飲酒するときには、お酒と一緒に楽しむ食事にも注意が必要です。お酒を

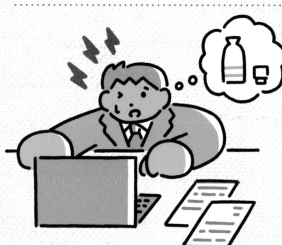

肝臓をいたわる お酒の飲み方

お酒の飲み過ぎが肝臓によくないということをお伝えしてきましたが、
それでもやっぱり飲むことをやめられないという人は、
少しでも肝臓にやさしい飲み方を心がけてみてください。
今日から取り入れられる方法をご紹介します。

2 はじめのうちから 水を一緒に飲む

アルコールには利尿作用があるため、お酒を飲むと脱水状態になります。それを防ぐにはこまめに水分を摂ることが大切。血中アルコール濃度を薄める効果も期待できます。お酒をある程度飲んでから水を飲む人が多いですが、アルコールの吸収を遅らせるためにははじめから水も一緒に飲むのがいいでしょう。

1 空腹状態で 飲まない

アルコールは胃や十二指腸で吸収されます。胃が空の状態だとアルコールがすぐに吸収されて、血中アルコール濃度が上がります。少量飲んだだけでも、一時的にたくさん飲んだのと同じ状態になってしまうのです。それを避けるためには、お酒を飲む前に少しでも食べ物をお腹に入れておくといいでしょう。

5「なんとなく飲み」はやめる

「とりあえずビール」「ただ毎日のルーティーンとして飲む」のような〝なんとなく飲み〟は、無意識のうちにアルコールを摂取することにつながるためあまりおすすめできません。「友人との飲み会では飲む」「ストレス発散としての晩酌はOK」など、飲むシーンを限定してメリハリをつけるといいでしょう。

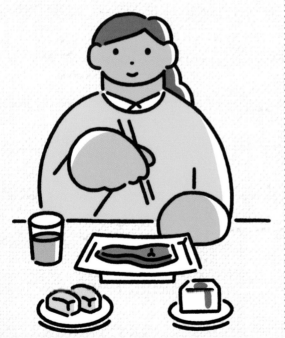

3「ゆっくりちびちび」を心がける

血中アルコール濃度を上げないためには、アルコールの吸収をできるだけ遅らせるのが効果的。そのためには「ゆっくりちびちび」がベスト。合間に水を飲んだりしっかり食べたりすることは、お酒の摂取量セーブにもつながります。水も食べ物も摂らず、お酒を一気にたくさん飲むのが一番よくありません。

4 二日酔い対策のドリンクなどに頼りすぎない

市販の二日酔い対策のドリンクや粉末などには、凝縮された強い成分が含まれています。強い成分は、分解に手間がかかるため肝臓に余計な負担をかけてしまいます。肝臓をいたわっているつもりでも、使いすぎはダメージのもとに。たまに使用するくらいなら問題ありませんが、多用しないように注意しましょう。

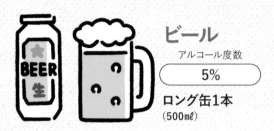

ビール

アルコール度数

5%

ロング缶1本
（500㎖）

ワイン

アルコール度数

12%

グラス2杯弱
（200㎖）

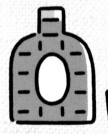

ウイスキー

アルコール度数

43%

ダブル1杯
（60㎖）

糖質が気になるなら
蒸留酒がおすすめ

糖質の摂りすぎも、肝臓にはよくありません。ウイスキーやブランデー、焼酎などの蒸留酒は低糖質なので、糖質を気にせずお酒を楽しみたい場合はそれらを選ぶといいでしょう。

6

お酒の「適量」を知っておく

厚生労働省が推進する健康施策「健康日本21」によると、1日あたりのアルコールの適量は約20gとされています。女性は肝臓が小さく与える負担が大きくなることから、約10gに抑えるのが望ましいです。お酒の種類によってアルコール濃度が違うので、自分がよく飲むお酒の適量を知っておくといいでしょう。

> アルコールの適量
> =
> # 1日あたり約20g

アルコール量の計算式

$$\boxed{\text{お酒の量}（㎖）} \times \boxed{\dfrac{\text{度数}（\%）}{100}} \times \boxed{\begin{array}{c} 0.8 \\ （\text{比重}） \end{array}}$$

> アルコール度数が
> 5%の場合
> 0.05で計算する

7

休肝日を作る

アルコールは、分解するのに20gあたり5〜6時間かかります。40g（ビールだとロング缶2本、日本酒だと2合）を摂取すると10時間はかかるので、計算上は翌日も残っていることに。肝臓を休ませてしっかりリセットするためには、休肝日をとることが必要です。頻度としては、2日に1回を目安にしましょう。

頻度は「2日に1回」が目安

 ＋

ビールロング缶1本　　日本酒2合
を飲んだ場合

↓

摂取したアルコール
計 約**60g**

↓

分解するまで**15〜18**時間もかかる！

お酒の種類別の適量

日本酒
アルコール度数

15%

1合
（180mℓ）

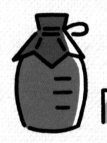

焼酎
アルコール度数

25%

グラス1/2杯
（100mℓ）

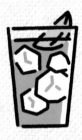

チューハイ
アルコール度数

7%

缶1本
（350mℓ）

度数の高い
チューハイには要注意

最近ではアルコール度数の高いチューハイもあります。度数9%で500mℓだと、アルコール量は36gと適量の2倍近くに。喉越しがよくつい飲みすぎてしまいますが、量とペースには注意を。

「飲み方」以外に
できること

お酒の飲み方以外にも、
普段の生活のなかで気をつけておきたいことがあります。
無理のない範囲で取り入れてみましょう。

薬やサプリメントを
飲みすぎない

薬をたくさん飲むことは、それだけ薬を分解する作業を肝臓がすることになります。そしてそれはサプリメントや漢方薬についても同じです。成分が凝縮されたものはすべて、肝臓に負担をかけるものだと思っていいでしょう。サプリメントはあくまで補助として、基本的な栄養は食事から摂ることを心がけて。

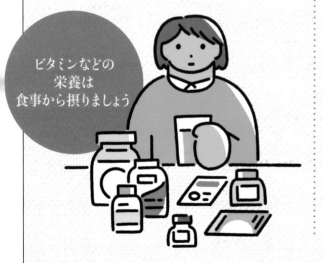

ビタミンなどの
栄養は
食事から摂りましょう

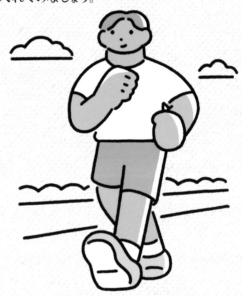

適度な運動

脂肪肝は肥満が原因なので、運動して脂肪を減らすことが必要です。脂肪肝ではない人も、予防のために運動をして体脂肪率を下げておくといいでしょう。筋肉をつけておくことで代謝がよくなり、脂肪が溜まりにくくなります。続けることが大切なので、ウォーキングなどできることから始めてみて。

Part2

肝臓のための

[食事の
基本と献立]

健康な肝臓は日々の食事によって作られます。
ここからは肝臓の機能を助けてくれる
食材、調理法などを解説。それらを活かした献立を紹介します。
まずはしっかりと栄養素などの知識をおさえ、
献立に取り入れるコツを覚えましょう。

積極的に取り入れたい

肝臓のための

食事の基本

食材編

肝臓に負担をかけない食習慣を心がけるうえで、
まずは食材選びから見直してみましょう。

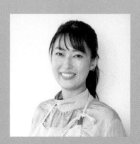

教えてくれたのは
寺島モエカさん

管理栄養士、フードスタイリスト。給食受託会社で大量調理や栄養指導などの栄養士業務を経験後、独立。広告や雑誌、書籍などで幅広く活躍中。

胃腸にやさしく 低脂肪のものを

肝臓をいたわるためには、まず、胃腸での消化をスムーズにする食材を摂るといいでしょう。消化酵素の分泌を促す食材や粘膜を健康に保つ働きのある食材を摂ることで、肝臓への負担を減らすことにつながります。

また、脂肪の摂りすぎも肝臓に負担をかけるので、脂身の多い食材を避けたり、脂肪を溜めにくくする食材を摂るのがおすすめ。そのほか、肝機能を高める食材や肝臓の解毒作用を助ける食材を摂るのも効果的です。肝臓をダイレクトによくしてくれる食材はないので、いろいろなものをバランスよく食べるようにしましょう。

肉

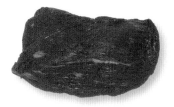

牛肉(赤身)

牛肉は赤身を使用。鶏肉と同じくロイシンとイソロイシンが、豚肉と同じくビタミンB_1が豊富。コレステロール上昇を抑制するコリンが含まれており、脂肪肝予防が期待できます。

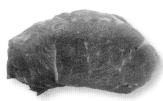

豚肉(赤身)

豚肉は、脂質が低い赤身を使用する。糖質の代謝を促すビタミンB_1が豊富なので、お米と一緒に食べたり、いも系の副菜のときに一緒に組み合わせたりするのがおすすめの食材です。

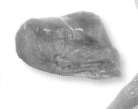

鶏肉(むね肉、ささみ)

良質なたんぱく質を含む食材の代表で、脂質が低いのも嬉しいポイント。肝臓の細胞を活性化させたり肝臓の機能を高めたりするアミノ酸・ロイシンとイソロイシンを含みます。

乳製品

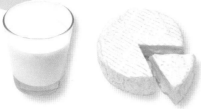

牛乳、チーズなど

乳製品は、細胞を修復・活性化して正常に保つリジンを多く含みます。また、牛乳に含まれるイノシトールは脂肪を溜めにくくし、脂質異常症や脂肪肝の予防につながります。

卵

完全食と言われる卵はたんぱく質が多く含まれ、ビタミンC以外の栄養素を網羅している完璧な食材です。スレオニンが肝機能を高め、体全体の組織の修復を促進してくれます。

魚介

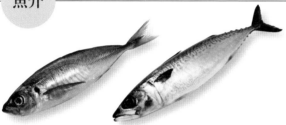

青魚(あじ、さばなど)

青魚に多く含まれる脂質成分・DHAとEPAには、コレステロールの上昇抑制や血液サラサラ効果が期待できます。それがまわりまわって肝臓への負担を少なくしてくれるのです。

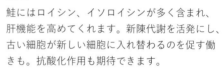

鮭

鮭にはロイシン、イソロイシンが多く含まれ、肝機能を高めてくれます。新陳代謝を活発にし、古い細胞が新しい細胞に入れ替わるのを促す働きも。抗酸化作用も期待できます。

貝

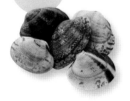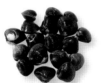

あさり、しじみ、かきなど

貝類で特筆すべきはビタミンB12。免疫機能を高めたり、栄養素の代謝を上げて各細胞に運ばれるのを促進したりします。肝臓の解毒機能を促すタウリンを含むのもポイント。

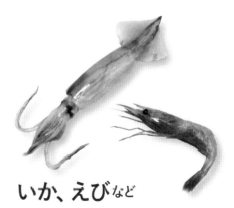

いか、えびなど

いかやたこ、そしてえびやかになどの甲殻類には、肝臓の解毒作用を助けるタウリンや、抗酸化作用があって脂肪肝予防にもつながるアスタキサンチンが豊富に含まれます。

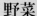

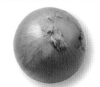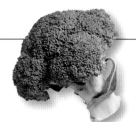

淡色野菜
（玉ねぎ、大根、かぶ、じゃがいも、さつまいもなど）

玉ねぎには細胞を活性化するビタミンB₂、大根には肝機能の低下を防ぐビタミンC、さつまいもには腸内環境を整える食物繊維や血圧を下げる効果のあるカリウムが豊富です。

緑黄色野菜
（ブロッコリー、にんじん、トマト、かぼちゃ、ピーマンなど）

色の濃い緑黄色野菜は、ビタミンA、C、Eを豊富に含みます。とくにビタミンAは抗酸化作用が強く、免疫力を高める効果や老化防止効果、がん予防効果が期待できます。

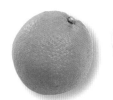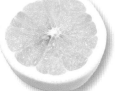

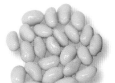

（オレンジ、グレープフルーツなど）

柑橘系のくだものには、血管を広げて血流をよくする効果が期待できます。ただし糖質が多いので、たくさん食べるのではなく、香りづけ程度に少量使うのが理想的です。

（大豆、そら豆、レンズ豆、大豆製品など）

豆類には、血中コレステロールを下げて肝脂肪予防につながるグリシンや、コレステロールを減らすコリンが多く含まれます。免疫力を高めたり細菌増殖を抑えたりする効果も。

摂りすぎに注意したい食材

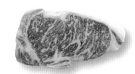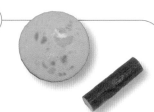

バター

バターは脂質が多い食品なので、使い過ぎには注意を。コクや風味をプラスする程度に留めましょう。使う場合も、塩分の含まれていない無塩バターを選んで。

脂身の多い肉

バラ肉などはあらゆる部位の中でも脂肪が多いので、できるだけ避けるようにしましょう。どうしても使いたい場合は29〜30ページの脂質OFFテクを上手に活用して。

肉・魚加工品

ウインナー、ハム、ベーコン、ちくわ、かに風味かまぼこなどの肉・魚加工品は、うま味をプラスできる便利食材ですが、塩分が多いので摂りすぎには注意しましょう。

調理法編

肝臓にやさしいごはんを作るには、調理法も大きなポイントです。
調理法を変えるだけで、高い効果や満足感を得ることができます。

塩分と脂質を控えつつ満足感を出せる調理法を

肝臓をいたわるために食事で気をつけたいのが脂質、そして塩分です。どちらも、摂りすぎることで肝臓に負担がかかります。そのほかに糖質も気をつけたい要素ですが、糖質は肝臓を働かせるためのエネルギーにもなるので、そこまで厳しく制限をしなくて大丈夫です。過剰に摂取しないようにだけ、気をつけましょう。

料理は脂質や塩分を抑えることで物足りなくなってしまいがちですが、調理法に少し工夫するだけで、それらの量を控えながらも豊かな味わいに仕上げることができます。

大切なのは、このような食事を継続すること。そのためには、無理なくできる方法から取り入れ、実践していきましょう。

ご紹介するテクニックのうち、できるものから試してみてください。

Point
☑ 脂質を抑える
☑ 塩分を抑える

脂質OFFテク

ヘルシー食材でかさまし

肉の一部をおからに置き換える、牛乳を豆乳で代用するなどすれば脂質オフに。「小松菜とおからの和風バーグ」(36ページ)、「豆腐ソースのほうれん草グラタン」(38ページ) などで活用。

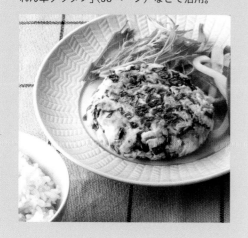

余分な脂分を除く

肉の脂身を避けるだけで、脂質をぐっと抑えられます。余分な脂身は下ごしらえの段階で除いておくと◎。皮は手ではぎとる、脂身は包丁を使って除くなどしておきましょう。

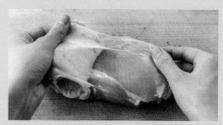

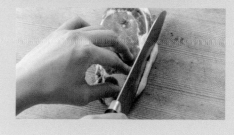

トースターで
油を使わず加熱を

トースターは電子レンジと同様に、油を使わずに加熱できるのがいいところ。焼き色をつけたり香ばしさをプラスしたりできるので、満足度のアップにも役立ちます。

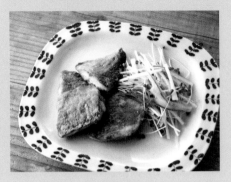

「蒸す」「ゆでる」で
油を落とす

蒸す、ゆでるなどの調理法は油を使わないうえ、加熱中に食材の油分を落とせます。「野菜シュウマイ」（85ページ）、「ゆで豚と水菜の梅和え」（99ページ）などで使用。

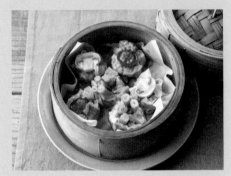

赤身肉が手に入らなくてバラ肉を使用するというときは、あらかじめさっとゆがいてから使用すると脂質オフできます。

衣は薄づきにして
吸う油の量を少なく

揚げ物を作る際、衣を薄めにすることで吸う油の量を減らせます。小麦粉もパン粉も、つけたあとに軽く落とすようにしましょう。

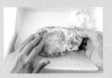 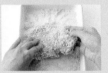

電子レンジで
油を使わず加熱を

油なしで加熱できる電子レンジは脂質オフの味方。鍋で加熱する場合でも、レンジで下処理加熱しておけば鍋での油の使い過ぎを防げます。

フライパンは
フッ素樹脂加工が
おすすめ

フライパンを使うなら、フッ素樹脂加工のものがおすすめ。少量の油でも加熱調理できるので、余分な脂質をカットできます。

油を使うなら
オリーブオイルか
ごま油を

不純物が少ないオリーブオイルやごま油を使いましょう。コレステロール値を下げるα-リノレン酸を多く含むオリーブオイルは特におすすめ。

だし汁で満足感を

だし汁でうま味や風味を加えることで、少ない塩分量でも満足感が出せます。顆粒だしには塩分があるので、だし汁をとるのがおすすめ。「基本のだし汁」を33ページで紹介しています。

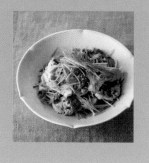

香ばしさをつける

加熱時にほどよい焦げ目や焼き色をつけることで、香りや香ばしさをプラスしたり食感をつけたりでき、塩味が少なくても満足感を高めることができます。香ばしさも味のひとつです。

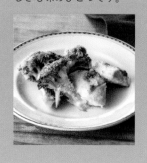

減塩調味料に頼る

市販の減塩調味料をうまく取り入れるのもひとつの手です。塩やしょうゆ、みそ、顆粒だし、つゆ、ケチャップやソースまで、幅広いものが販売されています。舌に合うものを選んで活用を。

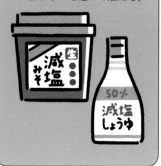

脂質・塩分控えめでもおいしく仕上がる

アクセント食材

塩分が少なくても、風味や歯応え、酸味などの要素をプラスすることで物足りなさを解消できます。アクセント食材は常備しておくと便利。

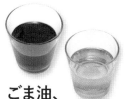

ごま油、オリーブオイル、ラー油など

最後にごま油やオリーブオイル、ラー油を少量かけるとコクや香りをプラスできます。いりごまやすりごまなども香ばしさやコクを加えられて◎。

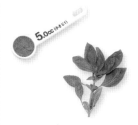

ハーブ、香辛料

こしょう、鷹の爪などのスパイスや香辛料、ねぎ、にんにく、しょうがなどの香味野菜、ローズマリーなどのハーブは、味に変化をもたらします。

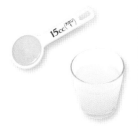

酢、柑橘果汁

レモンやオレンジ、ゆずなどの柑橘果汁や、酢、バルサミコ酢などで酸味をプラスできます。塩味の代わりのアクセントになります。

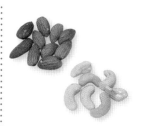

ナッツ類

アーモンド、カシューナッツ、ピーナッツ、アーモンドなどのナッツ類は歯応えと香ばしさをプラスできます。脂肪分があるので加え過ぎには注意。

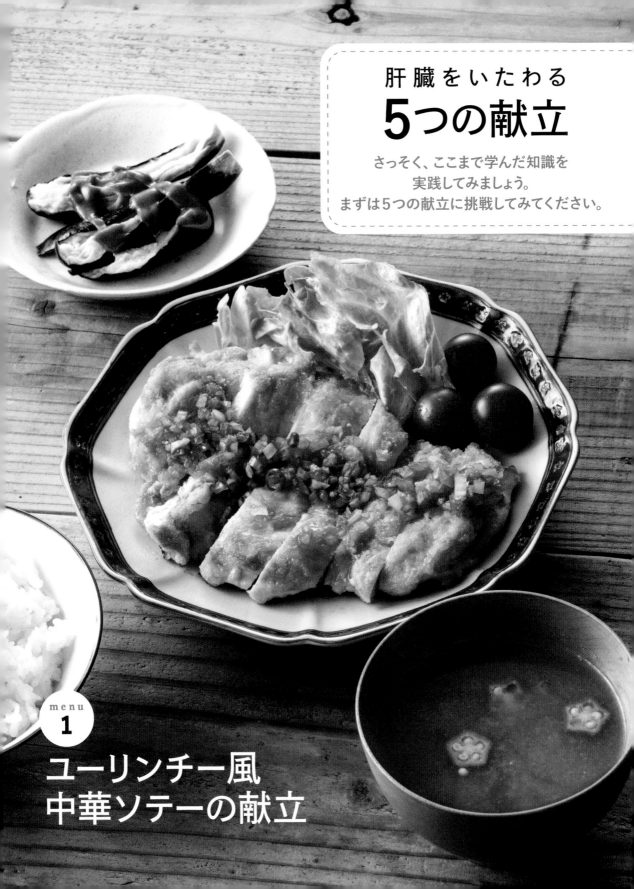

肝臓をいたわる
5つの献立

さっそく、ここまで学んだ知識を
実践してみましょう。
まずは5つの献立に挑戦してみてください。

menu
1

ユーリンチー風
中華ソテーの献立

鶏肉は揚げないで、余計な脂質を取らないようにしましょう!
副菜のなすの皮には肝臓の働きを強くするアントシアニンが豊富。ぜひ皮ごと食べてください。
トマトはビタミン豊富だけでなく、そのうま味と酸味を活かせば、塩分も控えめにできます。

主菜

外はカリカリ、なかはしっとり

ユーリンチー風中華ソテー

脂質16.9g | 糖質14.9g | 塩分1.6g

材料|2人分

鶏むね肉 - 2枚
酒 - 大さじ2
片栗粉 - 大さじ2
ごま油 - 大さじ2
玉ねぎ -1/4個
Ⓐ しょうゆ・酢 - - - - - - - - - - - - - - - - 各大さじ1
　 砂糖 - 小さじ1/2
　 おろしにんにく・おろししょうが - - - - 各小さじ1/4
　 鷹の爪(輪切り) - - - - - - - - - - - - - 1/2本分
[付け合わせ] ベビーリーフ・ミニトマト

作り方

1 鶏肉は観音開きにして、酒をもみこみ、片栗粉をまぶす。玉ねぎはみじん切りにする。
2 フライパンにごま油を入れて中火で熱し、鶏肉を両面焼く。
3 耐熱容器に玉ねぎ、Ⓐを入れてレンジで約1分半加熱する。
4 皿に **2**、付け合わせを盛り、**3** をかける。

基本のだし汁

材料|作りやすい分量 ※冷蔵保存で2〜3日

水 -5カップ
昆布 - - - - - - - - - - - - - 5〜10g(水の0.5〜1%)
かつお節(削り節) - - - - - 10〜15g(水の1〜1.5%)

作り方

1 鍋に水と昆布を入れて30分以上つけてから、弱火で沸騰直前まで加熱する。
2 昆布を取り出して一度沸かし、かつお節を加えて火を止める。
3 約1分おき、こしきでこす。

副菜

ごまとラー油の香ばしさがなすとよく合う

蒸しなすのごまラー

脂質11.6g | 糖質3.3g | 塩分0.2g

材料|2人分

なす - 2本
Ⓐ しょうゆ - - - - - - - - - - - - - - - - 小さじ1/2
　 練りごま - - - - - - - - - - - - - - - - - -大さじ2
ラー油- 適量
小ねぎ(小口切り) - - - - - - - - - - - - - - - - 1本

作り方

1 なすはヘタを切ってラップに包みレンジで約3分加熱し、粗熱をとる。
2 ボウルにⒶを合わせる。
3 器に **1** を割いて盛り、**2** ・ラー油をかけて小ねぎをちらす。

汁物

トマトのうま味が一杯に凝縮

オクラとトマトの味噌汁

脂質0.6g | 糖質4.1g | 塩分1.3g

材料|2人分

オクラ - 2本
ミニトマト - 4個
基本のだし汁 - - - - - - - - - - - - - - - - -2カップ
味噌 -大さじ1

作り方

1 オクラは板ずりをして小口切りにする。ミニトマトは半分に切る。
2 鍋にだし汁を沸かして **1** を入れ、火が通ったら味噌を溶かす。

献立

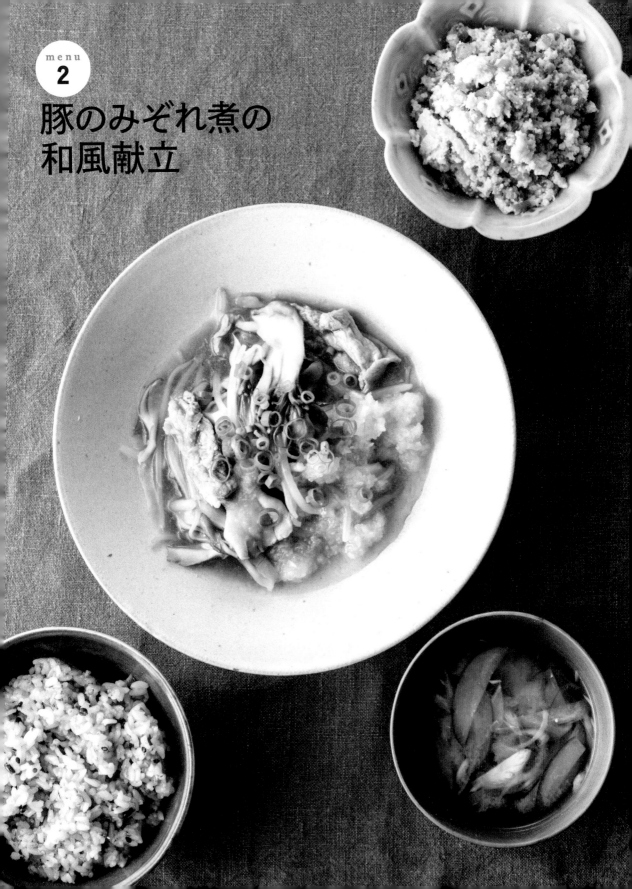

豚のみぞれ煮の
和風献立

抗酸化作用の強いまいたけは肝臓の強い味方。大根おろしは消化を助けてくれます。
副菜に含まれるごぼうは腸の老廃物を排出する効果をもつ優れもの。
汁物のきゅうりは老廃物を排出する利尿作用があるため、肝臓の負担を軽減してくれます。

献立

主菜

さっぱり味で食べやすい

豚のみぞれ煮

脂質4.2g ｜ 糖質13.0g ｜ 塩分0.7g

材料｜2人分

豚赤身薄切り - 100g
片栗粉 - - - - - - - - - - - - - - - - - - - 大さじ1・1/2
もやし - 1/2袋
まいたけ - 1個
Ⓐ｜基本のだし汁 - - - - - - - - - - - - - - - 1カップ
　｜しょうゆ - - - - - - - - - - - - - - - - - 小さじ1
　｜みりん・酒 - - - - - - - - - - - - - - 各大さじ1
　｜バター -5g
大根おろし - - - - - - - - - - - - - - - - - - - 100g
小ねぎ(小口切り) - - - - - - - - - - - - - - - - 2本

作り方

1 まいたけは一口大にさく。
2 豚肉に片栗粉をまぶす。
3 鍋にⒶを入れて沸かして**1**・**2**・もやしを入れて煮る。最後に大根おろしを加える。
4 器に**3**を盛り、小ねぎをちらす。

副菜

食物繊維たっぷりの定番副菜

五目おから

脂質7.9g ｜ 糖質7.3g ｜ 塩分0.9g

材料｜2人分

ごぼう - 1/6本
にんじん - 1/4本
こんにゃく - 1/4枚
おから - 100g
ごま油 - 大さじ1
Ⓐ｜基本のだし汁 - - - - - - - - - - - - - - - 100mℓ
　｜しょうゆ・みりん - - - - - - - - - - - - 各小さじ2

作り方

1 ごぼう・にんじん・こんにゃくは粗みじん切りにする。
2 鍋にごま油を入れて中火で熱し、**1**・おからの順で入れて炒める。
3 **2**にⒶを加えて炒め煮にする。

汁物

暑い夏には冷やしてもおいしい

きゅうりとみょうがの味噌汁

脂質0.6g ｜ 糖質2.4g ｜ 塩分1.3g

材料｜2人分

きゅうり - 1/4本
みょうが - 1個
基本のだし汁 - - - - - - - - - - - - - - - - - 2カップ
味噌 - 大さじ1

作り方

1 きゅうり・みょうがは薄切りにする。
2 鍋にだし汁を沸かして**1**を入れ、火が通ったら味噌を溶かす。

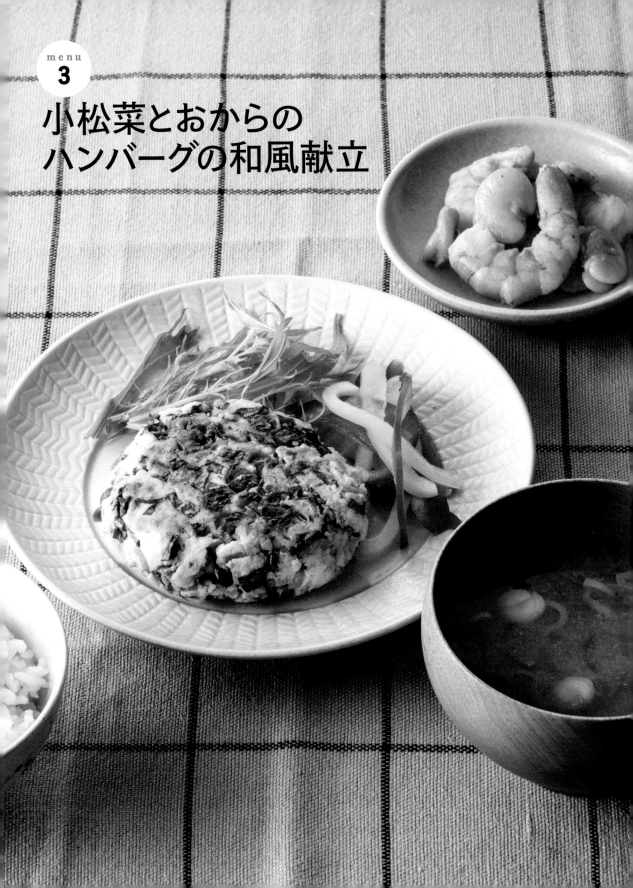

小松菜とおからの
ハンバーグの和風献立

ハンバーグはおからでかさましすることで、お肉の量を減らしつつ食べ応えのある大きさに。
副菜のえびは肝臓の機能を高めてくれるタウリンが豊富。
めかぶのぬるぬる成分は肝細胞の再生を促進してくれます。

主菜

大豆成分も含まれたヘルシーバーグ

小松菜とおからの和風バーグ

脂質14.3g │ 糖質9.4g │ 塩分1.6g

材料│2人分

小松菜 - 2株
おから - - - - - - - - - - - - - - - - - - - 100g
鶏むねひき肉 - - - - - - - - - - - - - - - - 150g
Ⓐ 塩 - - - - - - - - - - - - - - - - - - ひとつまみ
　 こしょう - - - - - - - - - - - - - - - - - -少々
　 酒 - 大さじ1
　 片栗粉 - - - - - - - - - - - - - - - - - - 大さじ1
オリーブオイル - - - - - - - - - - - - - - - 大さじ1
ポン酢しょうゆ - - - - - - - - - - - - - - - 大さじ2
[付け合わせ]水菜・赤パプリカ・黄パプリカ

作り方

1 小松菜は細かく刻む。
2 ボウルに**1**、おから、ひき肉、Ⓐを入れてよく練り、２等分して成型する。
3 フライパンにオリーブオイルを入れて中火で熱し、**2**を両面焼く。
4 器に**3**と付け合わせを盛り、ポン酢しょうゆをかける。

副菜

食欲をそそる色鮮やかな副菜

えびとそら豆のガーリックバターソテー

脂質4.5g │ 糖質3.7g │ 塩分0.4g

材料│2人分

えび - 6尾
そら豆 - 10粒
バター(無塩) - - - - - - - - - - - - - - - - 10g
Ⓐ おろしにんにく - - - - - - - - - - - - - 小さじ1/2
　 こしょう - - - - - - - - - - - - - - - - - 少々

作り方

1 えびは殻をむいて背ワタをとる。そら豆は皮をむく。
2 フライパンにバターを入れて中火で熱し、**1**を入れて炒める。Ⓐを加えて調味する。

汁物

つるりとした喉越しの良さがうれしい

長ねぎとめかぶの味噌汁

脂質0.7g │ 糖質2.9g │ 塩分1.4g

材料│2人分

長ねぎ -1/6本
めかぶ - - - - - - - - - - - - - - - - - - -1パック
味噌 -大さじ1
基本のだし汁 - - - - - - - - - - - - - - - -2カップ

作り方

1 長ねぎは小口切りにする。
2 鍋にだし汁を入れて沸かし、長ねぎ・めかぶを入れる。
3 長ねぎに火が通ったら味噌を溶かす。

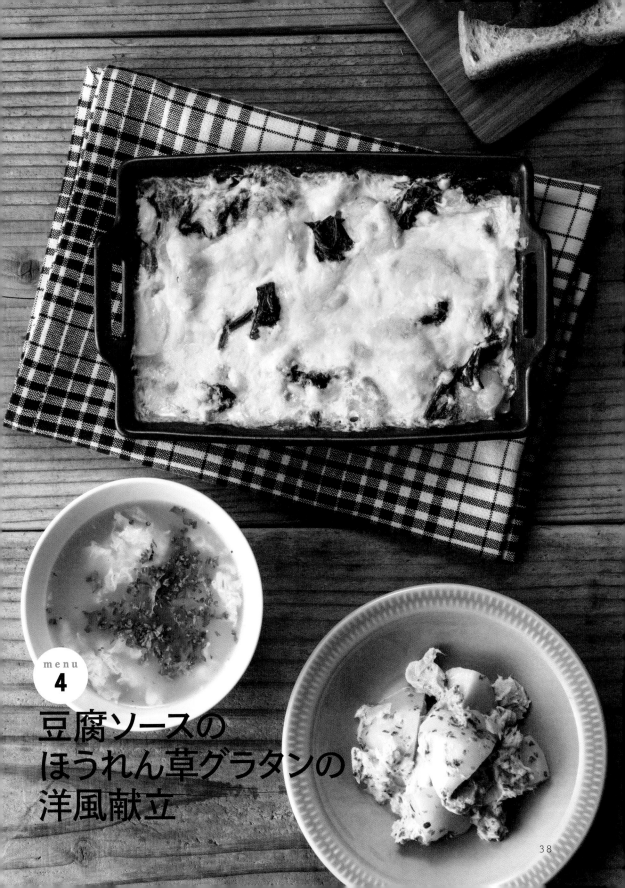

menu
4

豆腐ソースの
ほうれん草グラタンの
洋風献立

ホワイトソースの代わりに豆腐と豆乳を使えば、良質なたんぱく質を摂取できます。
サラダに使うツナ缶もオイル漬けではなく、水煮を使えば脂質をカット。
栄養たっぷりの卵をスープに加えることで満足度もアップします。

献立

主菜

豆腐とチーズが熱々とろとろ。
ボリューム満点!

豆腐ソースの
ほうれん草グラタン

脂質18.3g ｜ 糖質6.1g ｜ 塩分1.2g

材料｜2人分

ほうれん草 - - - - - - - - - - - - - - - - - 1束
シーフードミックス - - - - - - - - - - - - - 150g
Ⓐ 絹豆腐 - - - - - - - - - - - - - - - -1/2丁
　 調整豆乳 - - - - - - - - - - - - - - 150㎖
　 顆粒コンソメ(少量の湯で溶かす) - - - -小さじ1
　 オリーブオイル - - - - - - - - - - - - -大さじ1
シュレッドチーズ - - - - - - - - - - - - - -40g

作り方

※トースターを200℃に予熱する
1 湯を沸かしてほうれん草を茹で、3㎝長さに切る。
2 ボウルにⒶを入れて豆腐をスプーンなどでつぶしながら滑らかにする。
3 耐熱皿に**1**・シーフードミックスを入れて**2**をかけシュレッドチーズをのせる。
4 トースターで焼く。

副菜

マスタードのピリッとした辛味と
磯の香りがアクセント

のりポテサラダ

脂質7.3g ｜ 糖質5.1g ｜ 塩分0.4g

材料｜2人分

じゃがいも - - - - - - - - - - - - - - - - - - 1個
ノンオイルツナ缶 - - - - - - - - - - - - - - 1缶
Ⓐ マヨネーズ - - - - - - - - - - - 大さじ1・1/2
　 マスタード - - - - - - - - - - - - - 小さじ1/4
　 青のり -1g

作り方

1 じゃがいもは一口大に切る。
2 耐熱容器に**1**をのせてラップをし、レンジで約3分加熱する。
3 ボウルにⒶをあわせ、**2**・水気を切ったツナを加えて和える。

汁物

どんなおかずにもピッタリ合う、
シンプルな味わい

かきたまコンソメスープ

脂質3.1g ｜ 糖質0.8g ｜ 塩分0.8g

材料｜2人分

卵 - 1個
Ⓐ 顆粒コンソメ - - - - - - - - - - - - - - -小さじ1
　 水 -2カップ
パセリ(刻み) - - - - - - - - - - - - - - - -大さじ1

作り方

1 鍋にⒶを入れて沸かし、卵を溶き入れる。
2 カップに**1**をそそぎ、パセリをちらす。

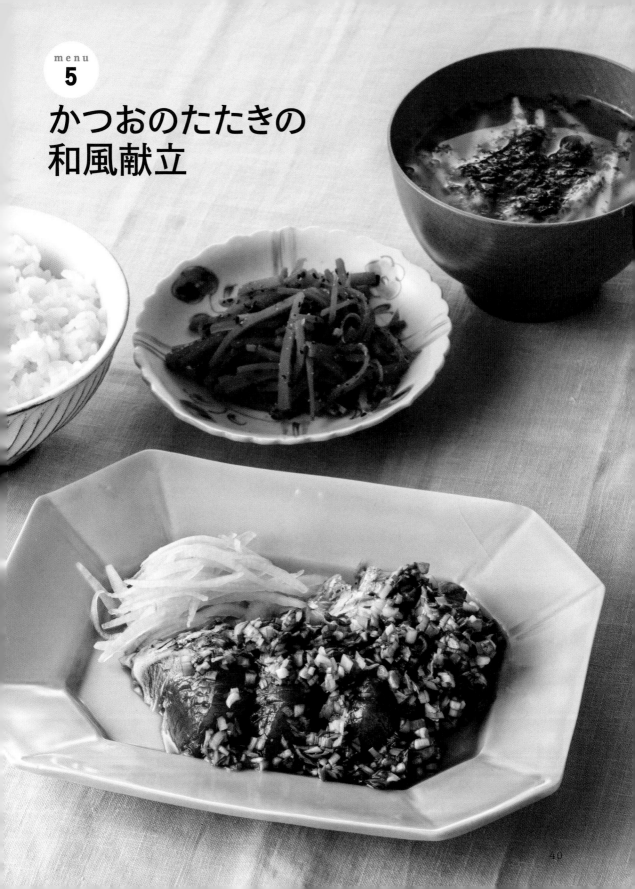

かつおのたたきの
和風献立

かつおには肝機能を向上させてくれるタウリンがいっぱい！
合わせたにらは肝臓の解毒効果を活性化してくれます。
副菜のにんじんに含まれるβ-カロテンには強い抗酸化作用、そして汁物の長いもはたんぱく質豊富で
肝臓に脂肪をためない効果が期待できます。

献立

主菜

香味野菜の香りと
かつおのおいしさが口に広がる

かつおのたたき

脂質0.6g ｜ 糖質6.1g ｜ 塩分1.0g

材料｜2人分
かつおのたたき - - - - - - - - - - - - - - - - 1さく
にら -1/4束
長ねぎ - 1/6本
しょうが - - - - - - - - - - - - - - - - - - - 1かけ
Ⓐ しょうゆ・みりん - - - - - - - - - - - - 各小さじ2
　 酢 - - - - - - - - - - - - - - - - - - - 小さじ1/2
[付け合わせ]大根細切り

作り方
1 にら、長ねぎ、しょうがはみじん切りにする。
2 かつおのたたきを食べやすい厚さに切る。
3 ボウルに1・Ⓐを合わせる。
4 皿に付け合わせと2をのせて3をかける。

副菜

にんじんの自然な甘さが際立つ

にんじんの黒ごま和え

脂質0.6g ｜ 糖質2.3g ｜ 塩分0.5g

材料｜2人分
にんじん -1/4本
Ⓐ しょうゆ - - - - - - - - - - - - - - - -小さじ1
　 砂糖 - - - - - - - - - - - - - - - - - - 小さじ1/4
　 黒すりごま - - - - - - - - - - - - - - -小さじ1

作り方
1 にんじんは細切りにする。
2 耐熱皿に1と水小さじ1（分量外）を入れてラップをし、レンジで約2分加熱する。
3 2の水気を切り、Ⓐを加えて和える。

汁物

とろりとした長いもと磯の香りがうれしい

長いもとあおさの味噌汁

脂質0.7g ｜ 糖質7.5g ｜ 塩分1.4g

材料｜2人分
長いも - 1/6本
あおさ -1g
基本のだし汁 - - - - - - - - - - - - - - - -2カップ
味噌 -大さじ1

作り方
1 長いもは細切りにする。
2 鍋にだし汁を沸かして長いもを入れ、火が通ったらあおさを加えて味噌を溶く。

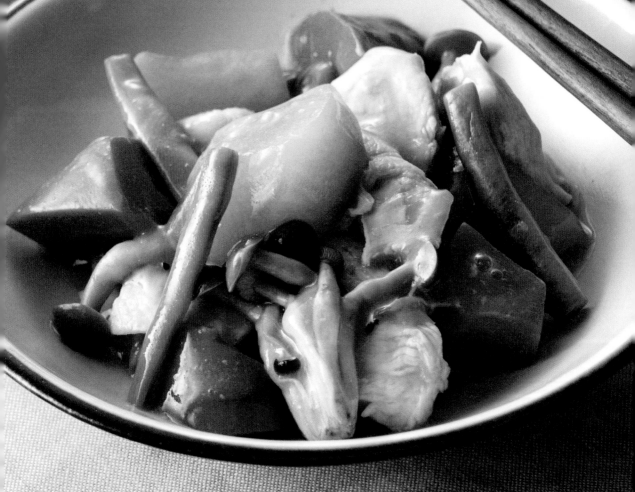

Part3

［肝臓をいたわる］
主菜

鶏むね

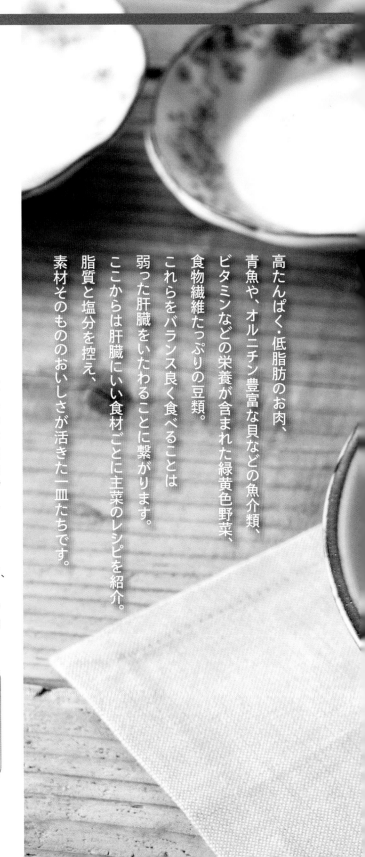

お肉と野菜のうま味がいっぱい。
優しい味わいの一皿

鶏の照り煮

脂質2.6g ｜ 糖質13.3g ｜ 塩分1.7g

材料｜2人分

鶏むね肉 - - - - - - - - - - - - - - - - - - -1枚
片栗粉 - - - - - - - - - - - - - - - - 大さじ1
大根- - - - - - - - - - - - - - - - - - - 1/8本
にんじん - - - - - - - - - - - - - - - - 1/3本
しめじ- - - - - - - - - - - - - - - - - - 1/2個
いんげん - - - - - - - - - - - - - - - - -3本
Ⓐ ｜ 基本のだし汁 - - - - - - - - - - -2カップ
　｜ しょうゆ・みりん - - - - - - - - 各大さじ1

作り方

1 鶏肉は一口大に切り、片栗粉をまぶす。
2 大根・にんじんは乱切り、しめじはほぐす、いんげんは半分に切る。
3 鍋にⒶ・大根・にんじんを入れてやわらかくなるまで煮る。**1**、しめじ、いんげんを加えてサッと煮る。

管理栄養士から一言

高たんぱく、低脂肪な鶏むね肉はとても使いやすい食材。消化を助けてくれる大根は肝臓の負担を軽減してくれます。

主菜

高たんぱく・低脂肪のお肉、
青魚や、オルニチン豊富な貝などの魚介類、
ビタミンなどの栄養が含まれた緑黄色野菜、
食物繊維たっぷりの豆類。
これらをバランス良く食べることは
弱った肝臓をいたわることに繋がります。
ここからは肝臓にいい食材ごとに主菜のレシピを紹介。
脂質と塩分を控え、
素材そのもののおいしさが活きた一皿たちです。

基本のだし汁 ▶ 作り方33ページ

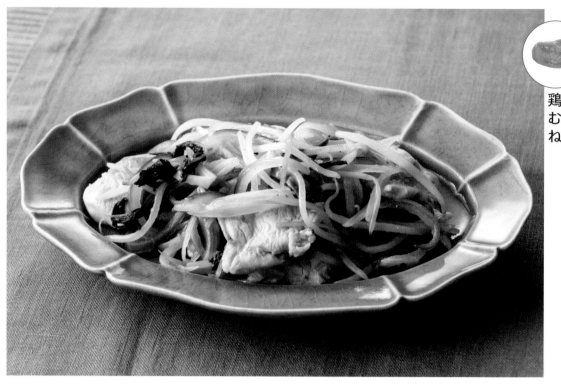

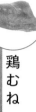

鶏むね

食欲を誘う、
オリーブとにんにくの香り

鶏むねと三つ葉の
ペペロンチーノ炒め

脂質14.5g ｜ 糖質2.8g ｜ 塩分0.4g

材料｜2人分

鶏むね肉 - - - - - - - - - - - - - - - - -1枚
三つ葉 - - - - - - - - - - - - - - - - - -1束
もやし - - - - - - - - - - - - - - - - 1/2袋
紫玉ねぎ - - - - - - - - - - - - - - - 1/4個
おろしにんにく - - - - - - - - - - - 小さじ1/2
オリーブオイル - - - - - - - - - - - - 大さじ2
塩・こしょう - - - - - - - - - - - - - -各適量

作り方

1鶏肉はそぎ切りにして塩・こしょうで下味
をつける。

2三つ葉はざく切り、紫玉ねぎは薄切りにす
る。

3フライパンにオリーブオイル（大さじ1分）
を中火で熱し、**1**を両面焼きとりだす。

4フライパンに残りのオリーブオイル・おろ
しにんにくを入れて中火で熱し、**2**・もやし
を炒める。**3**をもどし、塩・こしょうで調味
する。

管理栄養士から一言

三つ葉に含まれるビタミンAは、肝臓を
ダメージから守ってくれる機能がありま
す。もやしの植物性たんぱく質は弱った
肝臓を元気にしてくれ、疲労回復に役立
ちます。

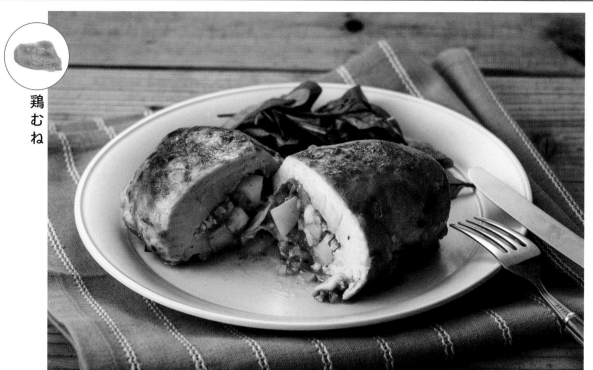

鶏むね

ケチャップ＆カレーの風味で
食欲も刺激

鶏のお宝グリル

脂質11.4g ┃ 糖質15.8g ┃ 塩分1.1g

管理栄養士から一言

肝臓の機能を助けてくれるビタミンA、
B、C。これらビタミンを豊富に含んだ
野菜たちの共演です。お弁当のおかずに
もおすすめです。

材料｜2人分

鶏むね肉 ------------------2枚
じゃがいも ----------------1個
玉ねぎ ------------------ 1/2個
トマト------------------- 1/2個
パセリ------------------- 大さじ2
Ⓐ ┃ ケチャップ----------- 大さじ2
　 ┃ カレー粉 ------------ 大さじ1
塩・こしょう --------------- 各少々
オリーブオイル ------------- 大さじ1
[付け合わせ]ベビーリーフ

作り方

1 じゃがいも・トマトは1㎝角、玉ねぎ・パ
セリはみじん切りにする。

2 耐熱容器にじゃがいも・玉ねぎを入れて
ラップをし、レンジで約2分加熱する。トマ
ト・パセリ・Ⓐを加えてまぜる。

3 鶏肉の側面に深めに切り込みを入れ、**2**を
詰めて楊枝でとめる。塩・こしょうで下味を
つける。

4 フライパンにオリーブオイルを入れて熱し、
3を両面焼き、楊枝をはずす。皿に付け合わ
せとともに盛る。

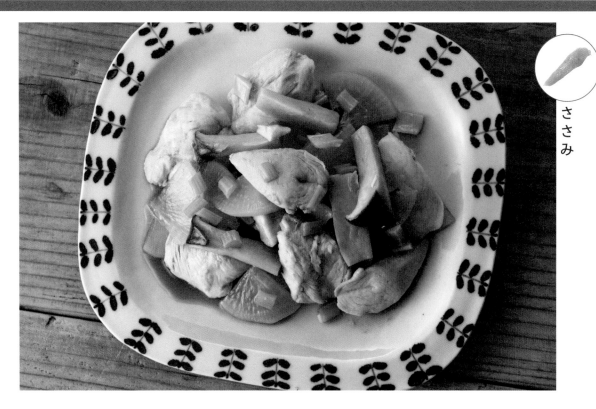

しっとりささみに
きのこのうま味があう

ささみとエリンギの
オイスター炒め

脂質3.1g ｜ 糖質5.4g ｜ 塩分1.6g

材料｜2人分

ささみ(削ぎ切り) - - - - - - - - - - - - -	3本
エリンギ - - - - - - - - - - - - - - - - -	1本
大根 - - - - - - - - - - - - - - - - - - -	1/8本
大根の葉 - - - - - - - - - - - - - - - - -	適量
酒 -	大さじ1

Ⓐ｜オイスターソース - - - - - - - - - 大さじ1
　｜鶏がらスープの素 - - - - - - - 小さじ1/2
　｜湯 - - - - - - - - - - - - - - - - 大さじ2
　｜おろしにんにく - - - - - - - - - 小さじ1/2

ごま油 - - - - - - - - - - - - - - - - - 小さじ1

作り方

1 ささみはそぎ切りにして、酒をもみこむ。

2 エリンギは一口大、大根はいちょう切り、大根の葉はざく切りにする。

3 フライパンに**1**、**2**、水大さじ3〜4（分量外）を入れてふたをして蒸し焼きにし、Ⓐを加えてからめてごま油をまわし入れる。

管理栄養士から一言

低脂肪で高たんぱくのささみは積極的に摂りたい食材。またエリンギには肝臓の障害を予防してくれる効果があります。

ささみ

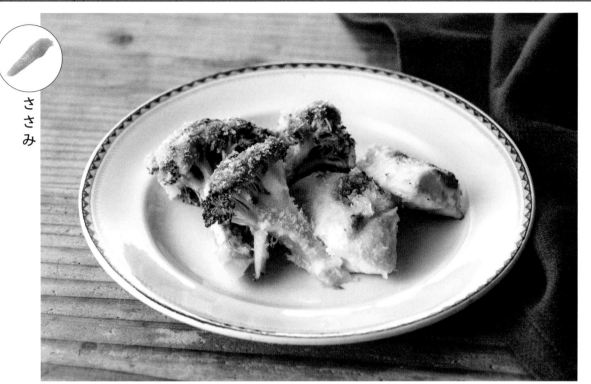

主菜

少量の油なのに、衣サクサク。
冷めてもおいしい

ささみとブロッコリーの
フライ風

脂質20.2g │ 糖質1.5g │ 塩分0.4g

材料│2人分

ささみ	3本
ブロッコリー	1/2個
Ⓐ マヨネーズ	大さじ2
粉チーズ	大さじ1
パン粉(細かいもの)	大さじ3
オリーブオイル	大さじ1・1/2
こしょう	少々

作り方

1 ささみは半分、ブロッコリーは小房に分け縦に食べやすい大きさに切る。

2 **1**にⒶをまぜて塗り、パン粉をまぶす。

3 天板にアルミホイルを敷いて**2**をのせてオリーブオイルをかけてトースターで焼く。

4 器に**3**を盛り、こしょうをふる。

管理栄養士から一言

揚げずにトースターで焼くことで肝臓の敵である脂質をカット。また細かいパン粉を使えば、油の吸収も抑えてくれます。ビタミン豊富なブロッコリーは炎症の抑制や解毒機能を向上させる効果も。

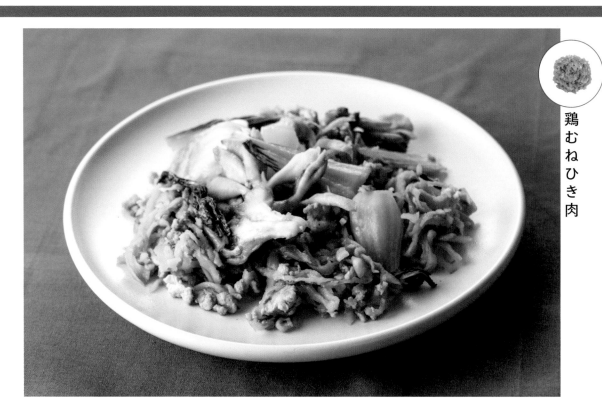

さまざまな具材の味わいが
おいしくまとまった一品

鶏ルーロー

脂質12.7g ｜ 糖質13.0g ｜ 塩分1.3g

材料｜2人分

鶏むねひき肉 - - - - - - - - - - - - -	150g
切り干し大根 - - - - - - - - - - - - -	40g
チンゲン菜 - - - - - - - - - - - - - -	1株
まいたけ - - - - - - - - - - - - - - -	1個
ごま油 - - - - - - - - - - - - - - - -	大さじ1

Ⓐ｜オイスターソース・水 - - - - - 各大さじ1/2
｜しょうゆ・酒 - - - - - - - - - - 各大さじ1/2
｜砂糖・おろしにんにく・
｜　おろししょうが - - - - - - - 各小さじ1/2
｜五香粉 - - - - - - - - - - - - - 少々

作り方

1 水でもどした切り干し大根とチンゲン菜は
ざく切り、まいたけは一口大にさく。
2 フライパンにごま油を入れて中火で熱し、
ひき肉を入れてざっくりまぜながら炒める。
3 1を入れて炒め、Ⓐを加えてからめる。

管理栄養士から一言

切り干し大根はカリウム豊富で余分な塩
分を排出してくれ、チンゲン菜のビタミ
ンは肝臓の機能を向上させてくれます。
またスパイスを使うことで塩分を抑えな
がら満足度を高めることができます。

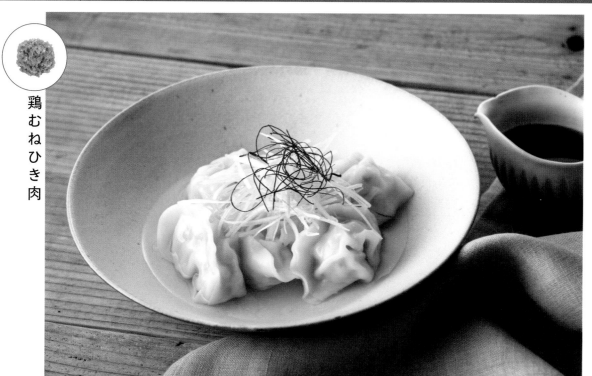

鶏むねひき肉

主菜

シャキシャキとした長いもの食感と
梅と大葉の爽やかな香りがうれしい

鶏ひきと長いもの
水餃子

脂質4.7g ｜ 糖質24.7g ｜ 塩分0.7g

材料｜2人分

鶏むねひき肉 - - - - - - - - - - - - - - - -100g
長いも - - - - - - - - - - - - - - - - 1/8本
大葉 - - - - - - - - - - - - - - - - - - -3枚
減塩梅干し(たたき)- - - - - - - - - - - -1個
こしょう - - - - - - - - - - - - - - - - 少々
水餃子の皮- - - - - - - - - - - - - - - -12枚
白髪ねぎ・糸唐辛子 - - - - - - - - - -各適量
ポン酢しょうゆ - - - - - - - - - - - - - 適量

作り方

1 長いもは粗みじん切り、大葉はみじん切りにする。
2 ボウルにひき肉、**1**、梅干し、こしょうを入れてよく練る。
3 水餃子の皮で**2**を包む。
4 鍋に湯を沸かして**3**をゆでて器に盛り、白髪ねぎ・糸唐辛子をのせる。ポン酢しょうゆなどお好みのもので食べる。

管理栄養士から一言

長いものは脂質の蓄積を抑えて代謝を高めるので、脂肪肝の予防に効果が期待されています。また大葉や梅には強い抗菌作用があります。

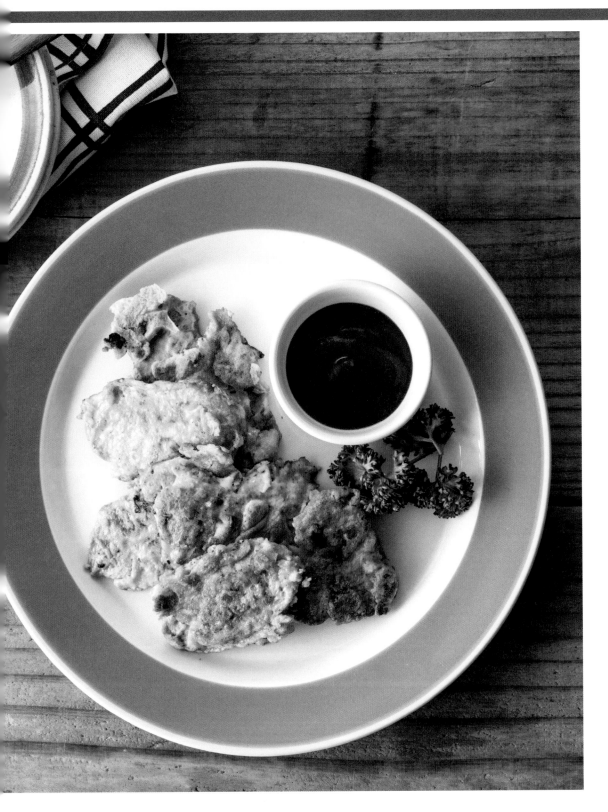

豚
ヒ
レ
肉

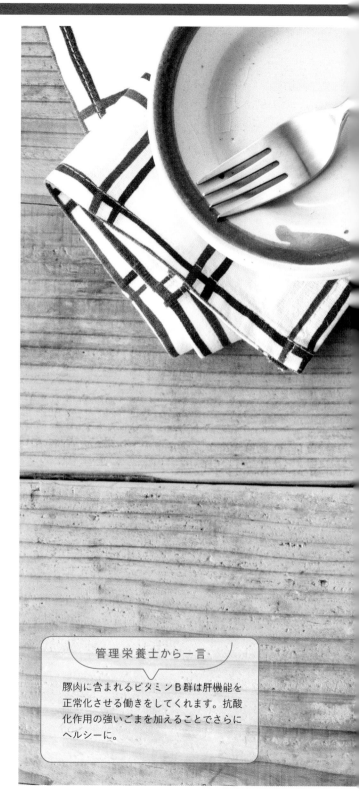

主
菜

ふんわり優しい卵衣にしっとり豚肉。
香ばしいごまがアクセント

豚ヒレゴマピカタ

脂質16.8g ｜ 糖質8.8g ｜ 塩分1.1g

材料｜2人分

豚ヒレ肉(1.5cmに切ってたたく)- - - - -160g
塩・こしょう - - - - - - - - - - - - - - 各少々
卵 - - - - - - - - - - - - - - - - - - -2個
水 - - - - - - - - - - - - - - - 大さじ1
Ⓐ ｜ 薄力粉- - - - - - - - - - - - - 大さじ1
　 ｜ 白すりごま - - - - - - - - - 大さじ1
オリーブオイル - - - - - - - - - - - - 大さじ1
ケチャップ - - - - - - - - - - - - - 大さじ2
[付け合わせ]パセリ

作り方

1 豚肉に塩・こしょうで下味をつける。
2 ボウルに卵・水を溶いてⒶを加える。
3 フライパンにオリーブオイルを入れて中火
で熱し、**1** を **2** に絡めてから両面焼く。
4 皿に **3** ・ケチャップ・付け合わせを盛る。

> 管理栄養士から一言
>
> 豚肉に含まれるビタミンB群は肝機能を
> 正常化させる働きをしてくれます。抗酸
> 化作用の強いごまを加えることでさらに
> ヘルシーに。

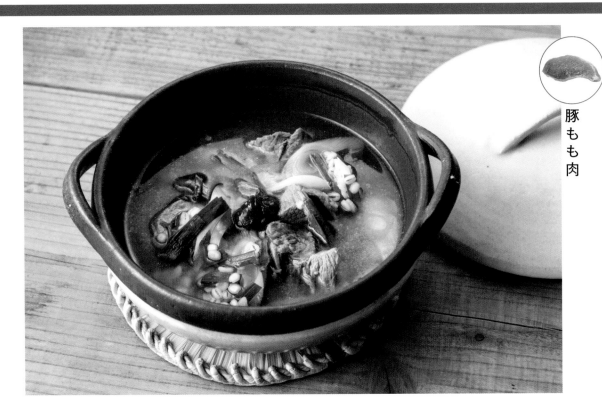

豚もも肉

あっさりとした味わいで
食欲がないときにもサラッと食べられる

豚肉とにらのクッパ風

脂質10.2g ｜ 糖質17.5g ｜ 塩分1.9g

材料｜2人分

豚もも肉	200g
押し麦	40g
長ねぎ	1/2本
にら	1束
Ⓐ 鶏がらの素	小さじ1
酒・しょうゆ	各小さじ1
ごま油	大さじ1
水	350㎖
豆板醤	小さじ1

作り方

1 豚肉は一口大、長ねぎはななめ薄切り、にらはざく切りにする。

2 鍋にⒶと豚肉を入れて弱火で加熱し、沸いたところに押し麦、長ねぎ、にらを加えて柔らかくなるまで煮る。

3 器に**2**を盛り、豆板醤をのせる。

管理栄養士から一言

豚肉は肝臓の機能を高め、疲労回復にも役立ちます。またにらと長ねぎにも同様の効果が。疲れた体に効く一皿です。

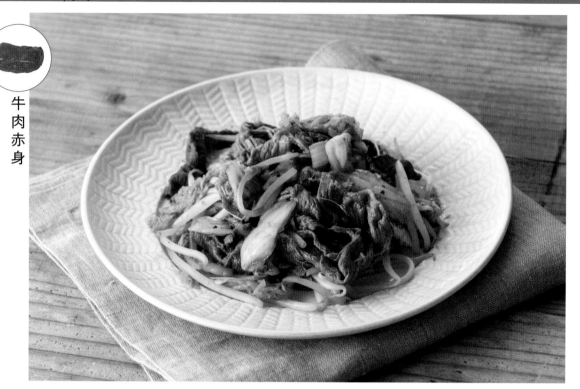

牛肉赤身

主菜

キムチのピリ辛味で
食欲がアップ

牛キムチ

脂質14.1g | 糖質7.0g | 塩分1.5g

材料|2人分

牛肉赤身 - - - - - - - - - - - - - - - - - 150g
もやし - - - - - - - - - - - - - - - - - 1/2袋
キムチ - - - - - - - - - - - - - - - - - 100g
ごま油 - - - - - - - - - - - - - - - - - 大さじ1
Ⓐ | 酒 - - - - - - - - - - - - - - - - 大さじ1
　 | みりん - - - - - - - - - - - - - - 大さじ1

作り方

1 鍋にごま油を入れて熱し、食べやすい大き
さに切った牛肉・もやし・キムチを入れて炒
める。
2 Ⓐを加えて軽く炒める。

管理栄養士から一言

牛肉のもつアミノ酸はアルコールの分解
を促進してくれる効果があります。また
発酵食品であるキムチは消化を助けてく
れるので、肝臓の負担を軽減してくれます。

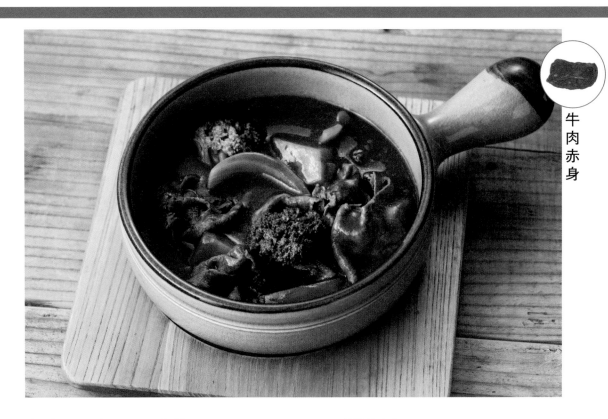

牛肉赤身

市販のデミグラスソースを使って
サッと煮るだけで完成

牛デミ煮

脂質16.6g │ 糖質12.6g │ 塩分1.3g

材料│2人分

牛肉赤身 - - - - - - - - - - - - - - - - -	150g
玉ねぎ - - - - - - - - - - - - - - - -	1/4個
にんじん - - - - - - - - - - - - - - -	1/4本
ブロッコリー - - - - - - - - - - - -	小房6個
Ⓐ 水 - - - - - - - - - - - - - - - - - -	100mℓ
デミグラスソース - - - - - - - - - -	1/2缶
オリーブオイル - - - - - - - - - -	大さじ1
塩・こしょう - - - - - - - - - - - - -	各少々

作り方

1 牛肉は食べやすい大きさに、玉ねぎはくし
形切り、にんじんは乱切りにする。
2 鍋にすべての材料を入れて煮る。

管理栄養士から一言

肝機能を正常化してくれるビタミンAと
Cが豊富なにんじんとブロッコリー。高
たんぱくの牛肉と合わせることで、栄養
バランスがいい一皿に。

卵

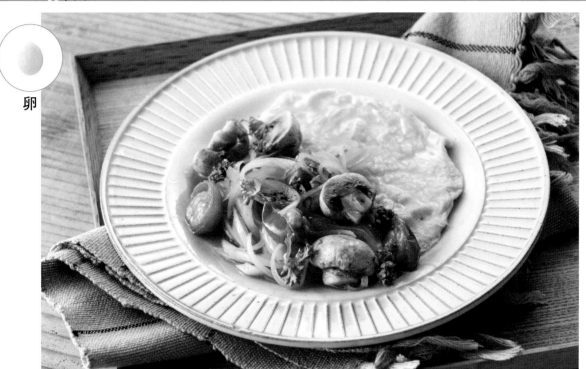

主菜

余計な調味料は不要な
具だくさんで食べ応えのあるオムレツ

オープンオムレツ

脂質14.9g ｜ 糖質10.1g ｜ 塩分0.8g

材料｜2人分

卵	2個
ミニトマト	5個
白マッシュルーム	5個
玉ねぎ	1/2個
Ⓐ バター	10g
ケチャップ	大さじ1・1/2
牛乳	大さじ2
オリーブオイル	小さじ2
パセリ(刻み)	大さじ1

作り方

1 ミニトマト・白マッシュルームは半分に、玉ねぎは薄切りにする。

2 耐熱容器に**1**・Ⓐを入れ、ラップをして約3分加熱する。

3 フライパンにオリーブオイルを入れて熱し、溶いた卵と牛乳を混ぜてから入れる。丸く包むように形を整えて焼く。

4 皿に**2・3**をのせてパセリをふる。

管理栄養士から一言

マッシュルームには肝臓の機能を助けてくれるビタミンB群がたっぷり。またトマトなど抗酸化作用のある緑黄色野菜を加えれば免疫力もアップします。

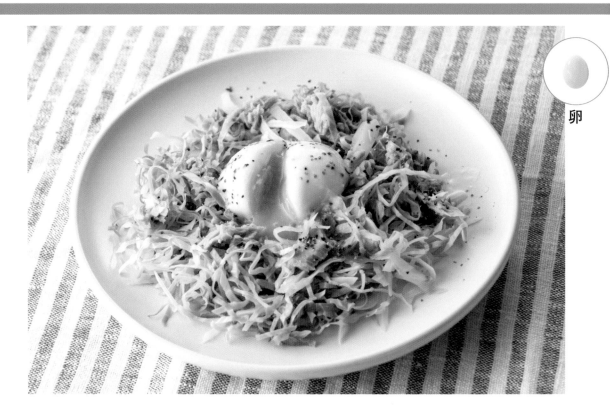

卵

とろりとした卵をからめて食べると絶品！
朝ごはんにもぴったり

ツナキャベツ蒸し

脂質6.8g ｜ 糖質7.8g ｜ 塩分0.7g

材料｜2人分

| 温泉たまご - - - - - - - - - - - - - - - - -2個 |
| キャベツ - - - - - - - - - - - - - - - - - -5枚 |
| ツナ缶(ノンオイル) - - - - - - - - - - - -1缶 |
| 酒 - 大さじ1 |
| 塩・ブラックペッパー - - - - - - - - - - - -各適量 |

作り方

1 キャベツは千切りにする。

2 耐熱皿に **1**・ツナをのせて酒をふり、ラップをかけて約3分レンジで加熱する。

3 皿に **2** を盛り、中央に温泉たまごをおとす。塩・ブラックペッパーをふる。

管理栄養士から一言

脂肪代謝を促すキャベツは脂肪肝予防に最適。またツナには肝機能を助けてくれるタウリンが豊富に含まれています。

卵

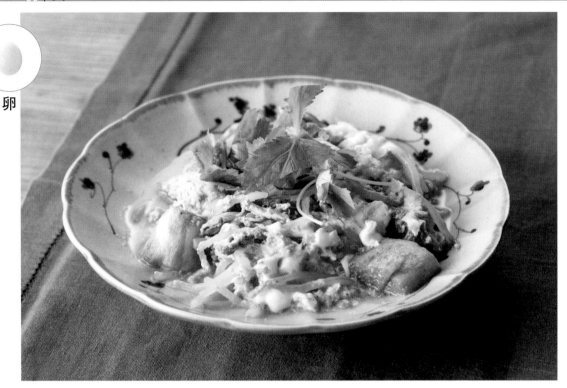

主菜

しっとりと牛肉のうま味を含んだ麩は
格別のおいしさ

麩と牛肉のたまごとじ

脂質16.0g ｜ 糖質8.5g ｜ 塩分1.7g

材料｜2人分

卵 - - - - - - - - - - - - - - - - - - - 2個
牛肉赤身薄切り - - - - - - - - - - - - 150g
麩(小さめのもの) - - - - - - - - - - - - 10個
もやし - - - - - - - - - - - - - - - - - 1袋
Ⓐ ┃ 基本のだし汁 - - - - - - - - - - - 250㎖
　 ┃ しょうゆ・みりん - - - - - - - 各大さじ1/2
三つ葉 - - - - - - - - - - - - - - - - - 適量
白いりごま - - - - - - - - - - - - - 大さじ1

作り方

1 鍋にⒶを入れて熱し、麩・牛肉・もやしを
入れて煮る。
2 卵を溶き、1に流し入れて加熱する。
3 皿に2を盛り、三つ葉をのせて白いりごま
をふる。

管理栄養士から一言

良質なたんぱく質を含む麩は肝臓の負担
にならず、かさましにもおすすめの食材。
また緑黄色野菜野菜の三つ葉を加えれば、
栄養バランスの良い一品に。

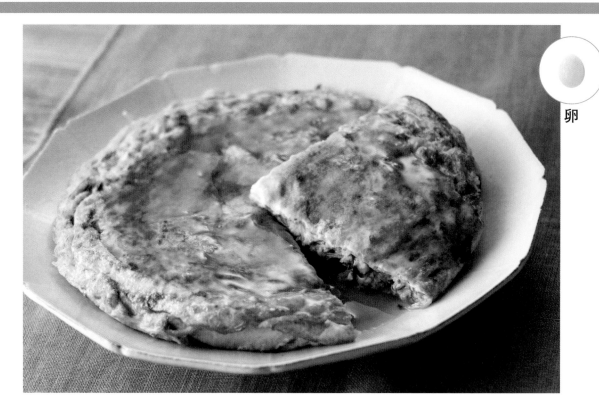

卵

ふっくら卵が
うま味いっぱいの食材を包む

かにたま

脂質15.5g ｜ 糖質5.2g ｜ 塩分1.8g

材料｜2人分

卵	3個
カニ缶	1缶
干ししいたけ	2枚
豆苗	1/2株
Ⓐ 干ししいたけのもどし汁	大さじ3
鶏がらの素	小さじ1/2
ごま油	大さじ1
Ⓑ 干ししいたけのもどし汁	100㎖
しょうゆ・酒・みりん	各小さじ1
水溶き片栗粉	小さじ1

作り方

1 干ししいたけは水でもどして薄切り、豆苗はざく切りにする。

2 ボウルに卵・Ⓐを溶き、カニ缶と**1**を加えてまぜる。

3 フライパンにごま油を入れて熱し、**2**を流し入れて両面焼き、皿に盛る。

4 鍋にⒷを入れて中火で熱し、水溶き片栗粉でとろみをつけて**3**にかける。

管理栄養士から一言

肝細胞を修復するたんぱく質やビタミンB群が豊富な卵。そして同じく肝機能を正常化してくれるタウリン豊富なカニとの黄金コンビです。

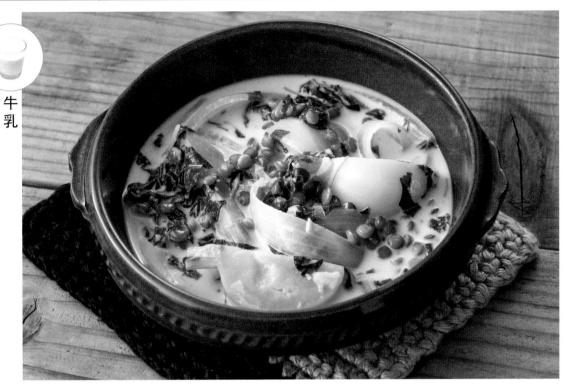

牛乳

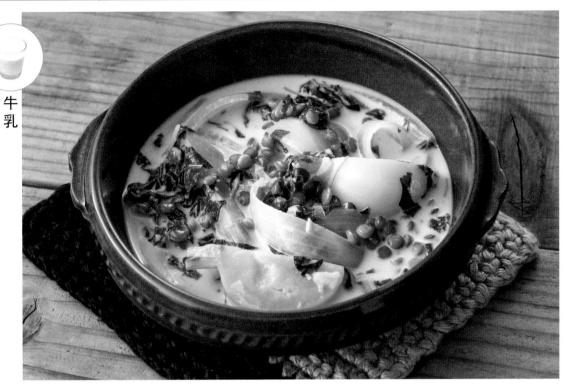

主菜

ミルクの優しい風味と
とろりとした口あたりにほっこり

かぶとモロヘイヤの
ミルク煮

脂質10.5g | 糖質22.9g | 塩分0.8g

材料｜2人分

牛乳	1カップ
かぶ	2個
玉ねぎ	1/2個
モロヘイヤ	1/3袋
レンズ豆	50g
オリーブオイル	大さじ1
Ⓐ 水	1カップ
顆粒コンソメ	小さじ1
おろしにんにく	小さじ1/2

作り方

1 かぶは4等分、玉ねぎはくし形切り、モロヘイヤは粗刻みにする。

2 鍋にオリーブオイルを入れて中火で熱し、1・レンズ豆を入れて油をまわす。

3 2にⒶを加えて柔らかくなるまで煮て牛乳を加える。

管理栄養士から一言

モロヘイヤのネバネバ成分が胃粘膜を保護して消化を補助。またかぶにも多くの消化酵素が含まれているため、肝臓への負担も軽減することができます。

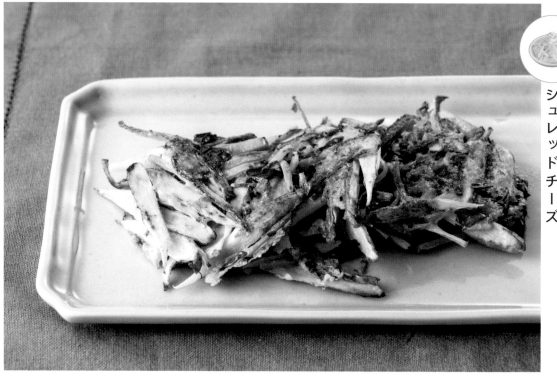

シャキシャキとしたごぼうの食感と
チーズの風味が見事にマッチ

ごぼうのチーズ焼き

脂質12.7g ｜ 糖質5.3g ｜ 塩分0.5g

材料｜2人分

シュレッドチーズ - - - - - - - - - - - - - - -60g
ごぼう - - - - - - - - - - - - - - - - - 1/3本
にんじん - - - - - - - - - - - - - - - - 1/4本
クレソン - - - - - - - - - - - - - - - - 1/2束
オリーブオイル - - - - - - - - - - - - - 小さじ2

作り方

1 ごぼうはささがき、にんじんは千切り、クレソンはざく切りにする。

2 耐熱容器にごぼう・にんじんを入れてラップをし、約2分レンジで加熱する。

3 **2**にクレソン・シュレッドチーズを加えて和える。

4 フライパンにオリーブオイルを入れて中火で熱し、**3**を食べやすい大きさに成形して両面焼く。

管理栄養士から一言

ビタミンBとEが多く含まれるごぼうはぜひ摂りたい食材。またごぼうには余分なコレステロールを排出してくれる効果もあります。

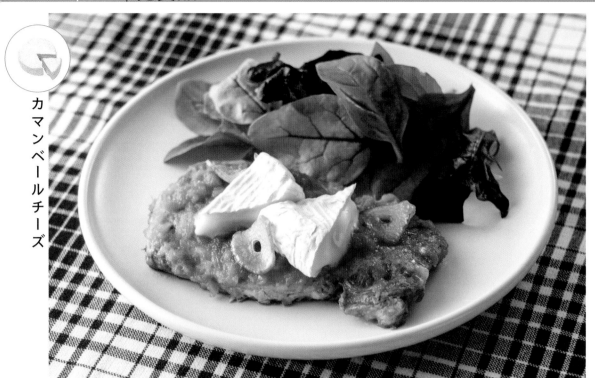

カマンベールチーズ

主菜

カリッと香ばしく焼いた豚肉に
カマンベールがとろける

カマンベール
ポークソテー

脂質32.1g ｜ 糖質7.4g ｜ 塩分1.3g

管理栄養士から一言

良質なたんぱく質が含まれるチーズ。摂り過ぎは肝臓に負担をかけますが、少量ならおすすめ！ ビタミンBも多く含まれるため、肝機能の過労をやわらげてくれます。玉ねぎはビタミンB$_1$の吸収を助けてくれる食材です。

材料｜2人分

カマンベールチーズ	1/2個
豚ロース肉(厚め)	2枚

※脂身が多い場合はとる

にんにく	1かけ
オリーブオイル	大さじ1
玉ねぎ	1/2個
Ⓐ しょうゆ	大さじ1/2
酒	大さじ1/2
みりん	大さじ1/2

[付け合わせ] ベビーリーフ

作り方

1 にんにくは薄切り、玉ねぎはすりおろす。
2 フライパンにオリーブオイルを入れて中火で熱し、にんにく・豚肉を入れて両面焼く。
3 Ⓐ・玉ねぎをあわせて**2**に加えてフライパンの中でからめ、カマンベールチーズをのせて溶かす。
4 **3**・付け合わせを皿に盛る。

主菜の作りおき

慌ただしい毎日でも、きちんと体に優しい料理が食べたい。そんなときに頼りになるレシピたちです。

肉の料理

口のなかでふわりと爽やかなレモンが香る
レモンこうじつくね

脂質16.5g ｜ 糖質5.9g ｜ 塩分0.4g

> **管理栄養士から一言**
> 消化を助けてくれる発酵食品、塩こうじで味つけ。また肝臓の機能を高めるビタミンCが豊富なレモンとパセリでヘルシーに。

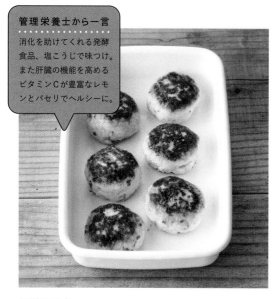

材料｜2人分

Ⓐ 鶏むねひき肉 - - 300g
　塩こうじ - - 大さじ1/2
　レモン果汁 - - 小さじ1
　パセリ(刻み) - 大さじ1
　片栗粉 - - - - 大さじ1

オリーブオイル - - - 小さじ2
酒 - - - - - - - - - - 大さじ1

作り方

1 ボウルにⒶを入れてよく練り、6個に丸く成形する。
2 フライパンにオリーブオイルを入れて中火で熱し、**1** を焼く。途中で酒をふってふたをし、蒸し焼きにする。

ししとうのさわやかさと食材の食感が楽しい
ナムルの肉巻き

脂質14.9g ｜ 糖質2.7g ｜ 塩分1.1g

> **管理栄養士から一言**
> ししとうのカプサイシンは脂肪を燃焼してくれる効果があり、脂肪肝の予防にも。またパプリカには抗酸化作用があります。

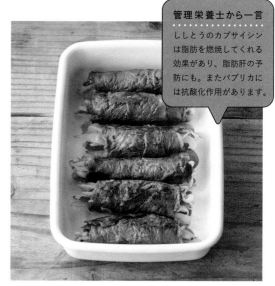

材料｜2人分

牛肉赤身薄切り - - - 150g
豆もやし - - - - - - 1/2袋
ししとう - - - - - - - - 4本
赤パプリカ - - - - - 1/4個
黄パプリカ - - - - - 1/4個

のり - - - - - - - - - - 1/4枚
Ⓐ ごま油 - - - - 小さじ2
　塩 - - - - ふたつまみ
ごま油 - - - - - - - 小さじ1

作り方

1 ししとう・赤黄パプリカは細切りにする。
2 耐熱容器に豆もやし・**1** を入れてラップをし、約2分レンジで加熱する。
3 **2** にちぎったのり・Ⓐを加えて和え、粗熱をとる。
4 牛肉で **3** を巻き、ごま油を熱したフライパンで焼く。

乳製品の料理

カリフラワーとブロッコリーを卵が優しく包み込む

モザイクキッシュ

脂質13.5g ｜ 糖質8.6g ｜ 塩分1.1g

管理栄養士から一言
カリフラワーは肝機能の解毒作用を高めてくれるビタミンCがいっぱい。またブロッコリーには炎症を抑える効果や解毒作用があります。

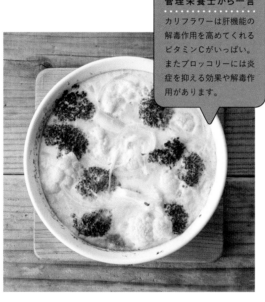

材料｜2人分

カリフラワー - - - - -1/4個	Ⓐ 卵 - - - - - - - - -2個
ブロッコリー - - - - -1/2個	牛乳 - - - - - - -150mℓ
玉ねぎ - - - - - - - -1/4個	顆粒コンソメ - 小さじ1
	こしょう - - - - - -少々
	バター - - - - - - -10g

作り方

※オーブンは200℃に予熱する

1 カリフラワー・ブロッコリーは小房に、玉ねぎは薄切りにする。

2 耐熱容器に 1 を入れてラップをして約2分レンジで加熱する。

3 グラタン皿に 2 を入れ、あわせたⒶを流し入れる。

4 オーブンで中まで火が入るまで焼く。

卵の料理

焼けたチーズがとろりととろける

ゆでたまごとアスパラの
チーズ焼き

脂質12.1g ｜ 糖質1.7g ｜ 塩分0.8g

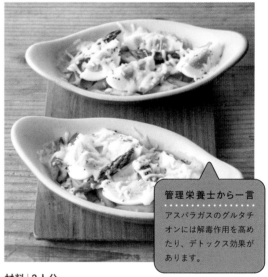

管理栄養士から一言
アスパラガスのグルタチオンには解毒作用を高めたり、デトックス効果があります。

材料｜2人分

ゆでたまご -2個	
アスパラガス- - - - - - - - - - - - - - - - - - - -4本	
Ⓐ ハーブ塩 - - - - - - - - - - - - - - - ふたつまみ	
こしょう - - - - - - - - - - - - - - - - - - - 少々	
シュレッドチーズ - - - - - - - - - - - - - - - - 40g	

作り方

※トースターは180℃に予熱する

1 ゆでたまごは4等分、アスパラガスはななめ薄切りにする。

2 耐熱皿に 1 を入れてⒶをふる。

3 2 にシュレッドチーズをのせてトースターで焼きめがつくまで焼く。

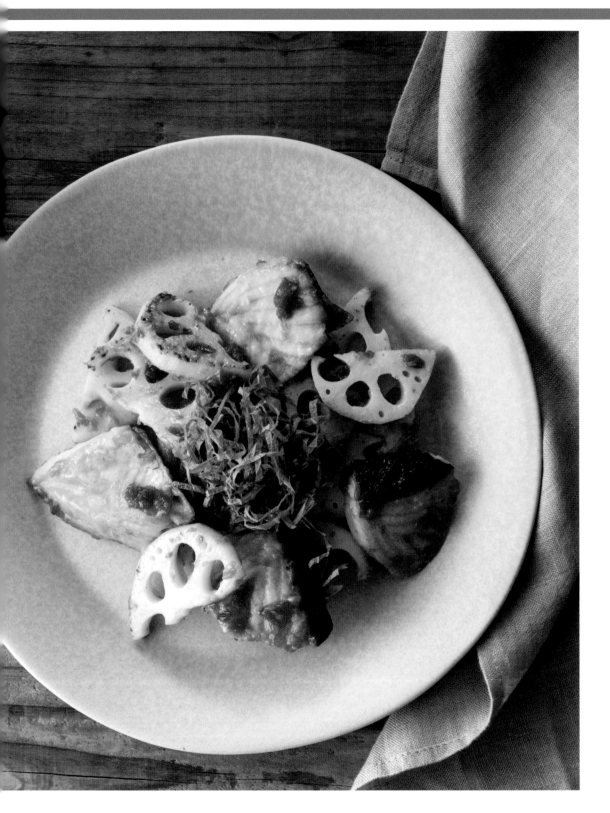

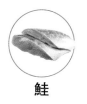

鮭

梅干しの酸味と塩味だけで
おいしく調味できる

主菜

鮭とれんこんの
梅炒め

脂質24.3g｜糖質19.9g｜塩分0.6g

材料｜2人分

鮭	2切れ
薄力粉	大さじ1
れんこん	1節
オリーブオイル	大さじ1
Ⓐ 減塩梅干し(たたき)	2個分
酒	大さじ1
大葉(千切り)	3枚
こしょう	少々

作り方

1 鮭は一口大に切り、薄力粉をまぶす。れんこんは半月切りにする。

2 フライパンにオリーブオイルを入れて中火で熱して**1**を焼き、Ⓐを加えてからめ、こしょうをふる。

3 皿に**2**を盛り大葉をのせる。

> **管理栄養士から一言**
>
> 鮭には肝機能を高めるアミノ酸がたっぷり。れんこんには胃の粘膜を保護し、アルコールの吸収を緩やかにするはたらきがあるので肝臓の負担を軽減してくれます。

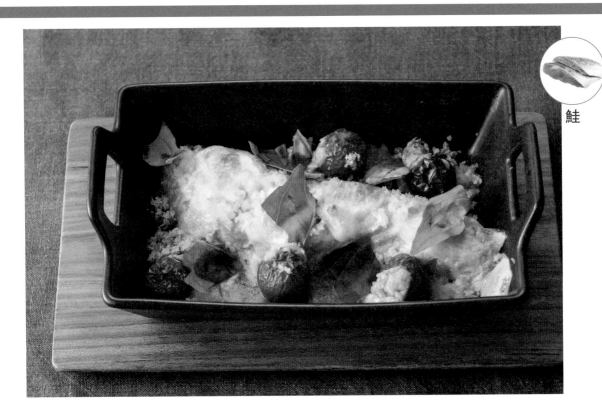

鮭

彩りゆたかで
バジルの香りが広がる

サーモンの
イタリア焼き

脂質29.2g ｜ 糖質7.4g ｜ 塩分0.7g

材料｜2人分

サーモン	- - - - - - - - - - - - - - - - -	2切れ
ミニトマト	- - - - - - - - - - - - - - -	10個
スライスチーズ(とけるタイプ)	- - - - - - -	2枚
Ⓐ パン粉	- - - - - - - - - - - - - -	大さじ3
オリーブオイル	- - - - - - - - - -	大さじ1
バジル	- - - - - - - - - - - - - - - - - -	2枚

作り方

1 グラタン皿にサーモン、ミニトマト、とけるチーズを盛る。

2 Ⓐをあわせて**1**にのせ、トースターで約15分焼く。

3 **2**にバジルをちぎってのせる。

管理栄養士から一言

サーモンには肝機能を回復してくれるタウリンが豊富。またトマトは中性脂肪を減らしてくれる効果をもっています。

えび

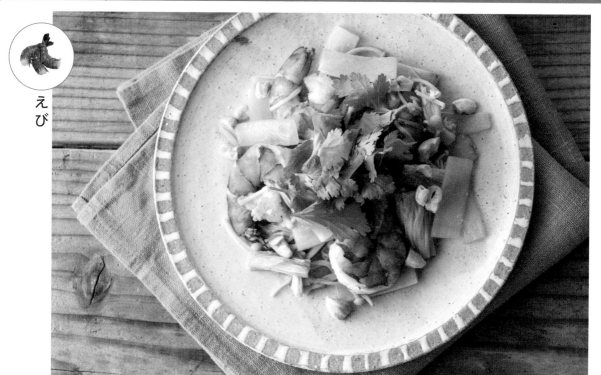

エスニック風味で
食卓が華やかに

えびと大根の
ナンプラー炒め

脂質9.6g | 糖質9.0g | 塩分1.4g

材料 | 2人分

えび	8尾
大根	1/8本
えのきたけ	1/2個
オリーブオイル	大さじ1
Ⓐ 酒	大さじ1
ナンプラー	大さじ1/2
はちみつ・レモン果汁	各小さじ1
カシューナッツ(刻み)	8粒
パクチー(刻み)	1/3束

作り方

1 えびは殻をむいて背ワタをとる。大根は短冊切り、えのきたけはざく切りにする。

2 フライパンにオリーブオイルを入れて中火で熱し**1**を加えて炒める。

3 Ⓐをあわせて**2**に加えてからめる。

4 皿に**3**を盛り、カシューナッツとパクチーをちらす。

管理栄養士から一言

えびも肝機能を高めてくれるタウリンが豊富です。また大根は消化を助けるだけではなく、肝機能を高めてくれるビタミンCも多く含んでいます。

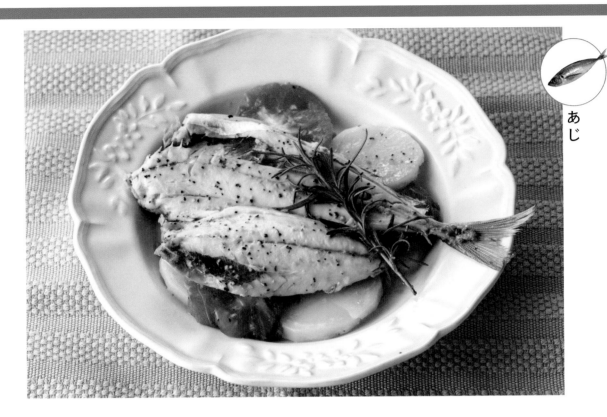

あじ

ローズマリーの
爽やかな香りが立ち上る
あじのハーブ焼き

脂質12.4g ｜ 糖質8.9g ｜ 塩分0.5g

材料｜2人分

あじ（開き）	2尾
トマト	1個
じゃがいも	1個
Ⓐ 塩・ブラックペッパー	各少々
ローズマリー	2枝
酒	大さじ1
オリーブオイル	大さじ1・1/2

作り方

1 トマトは1cm幅の輪切り、じゃがいもは5mm幅の輪切りにする。

2 フライパンに**1**を並べ、あじをのせる。

3 Ⓐを加えてふたをして蒸し焼きにする。

> 管理栄養士から一言
>
> あじ、さばのような青魚は、肝臓の負担となる悪玉コレステロールを排出してくれる成分をもっています。ローズマリーには抗酸化作用や血行促進効果があります。

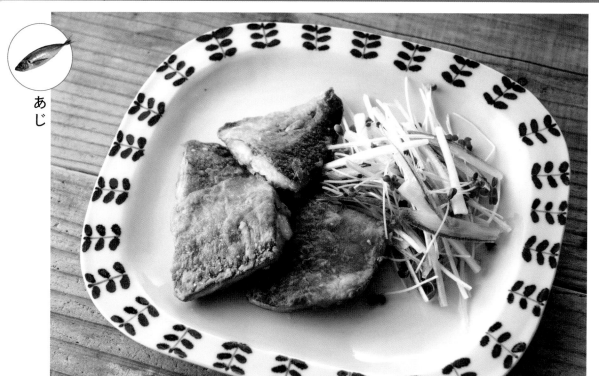

あじ

下味しっかりだから
ごはんも進む味わい

あじ竜田

脂質9.2g ｜ 糖質10.0g ｜ 塩分1.6g

材料｜2人分

あじ(三枚おろし) - - - - - - - - - - - - - - 2尾
Ⓐ ｜ しょうゆ・酒 - - - - - - - - - - - 各大さじ1
　 ｜ おろししょうが - - - - - - - - - 小さじ1
片栗粉 - - - - - - - - - - - - - - - - 大さじ2
オリーブオイル - - - - - - - - - - - - - 大さじ1
Ⓑ ｜ 長ねぎ(千切り) - - - - - - - - - - - 1/4本
　 ｜ みょうが(薄切り) - - - - - - - - - - - 1個
　 ｜ スプラウト - - - - - - - - - - - - 1/2個

作り方

※トースターは200℃に予熱する

1 あじは一口大に切り、Ⓐをもみこみ片栗粉をまぶす。

2 天板にアルミホイルを敷いて**1**をのせ、オリーブオイルをかけてトースターで約10分焼く。

3 Ⓑをあわせる。

4 皿に**2**を盛り、**3**を添える。

管理栄養士から一言

肝臓にいい青魚のあじと合わせたのはスプラウト。スプラウトには肝臓の解毒や抗炎症の作用を高める効果があります。

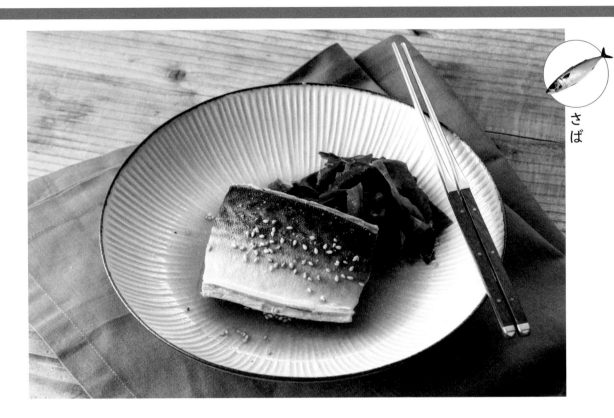

さば

ピリ辛味で
ごはんがすすむ

さばのピリ辛味噌煮

脂質18.3g ｜ 糖質4.3g ｜ 塩分1.6g

材料｜2人分

さば	- - - - - - - - - - - - - - -	2切れ
基本のだし汁	- - - - - - - - - - - - -	2カップ
Ⓐ 味噌	- - - - - - - - - - - -	小さじ1・1/2
コチュジャン	- - - - - - - - - -	小さじ1/2
砂糖	- - - - - - - - - - - - - -	小さじ1
おろししょうが	- - - - - - - - -	小さじ1/2
カットわかめ(乾燥)	- - - - - - - - - -	大さじ1
白いりごま	- - - - - - - - - - - - -	小さじ2

作り方

1 カットわかめは水でもどす。
2 さばに熱湯をかけて霜降りをして水にとり、ぬめりなどをとる。
3 鍋にだし汁を入れて沸かして弱火にし、2を入れて火を入れる。
4 Ⓐをあわせて3に加えて煮からめる。
5 器に1・4を盛り、白いりごまをふる。

管理栄養士から一言

さばは血中の悪玉コレステロールを下げる効果があります。また中性脂肪も下げてくれるので脂肪肝予防にぴったり。

基本のだし汁▶作り方33ページ

さば

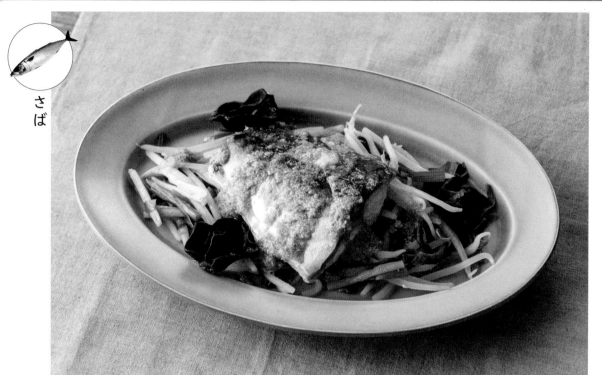

主菜

さっぱりとしたごまだれで
さばのおいしさが際立つ

さばのごまだれかけ

脂質20.3g | 糖質4.1g | 塩分1.0g

管理栄養士から一言

タウリン豊富なさばと合わせるのはごま。
ごまの成分であるセサミンは脂肪の代謝
を促進し、脂肪肝の予防に役立ちます。
また、アルコール代謝を活発にします。

材料｜2人分

さば	2切れ
にら	1/2束
もやし	1/2袋
きくらげ	6個
酒	大さじ2

Ⓐ めんつゆ(ストレート) ------ 大さじ2
酢 ----------------- 大さじ1
白すりごま ----------- 大さじ2
おろししょうが・
　おろしにんにく ------- 各小さじ1/2

作り方

1 にらはざく切り、きくらげは水でもどす。
2 耐熱皿にさば・もやし・**1** をのせ、酒をか
けてラップをし、レンジで約5分加熱する。
3 Ⓐをあわせる。
4 皿に **2** を盛り、**3** をかける。

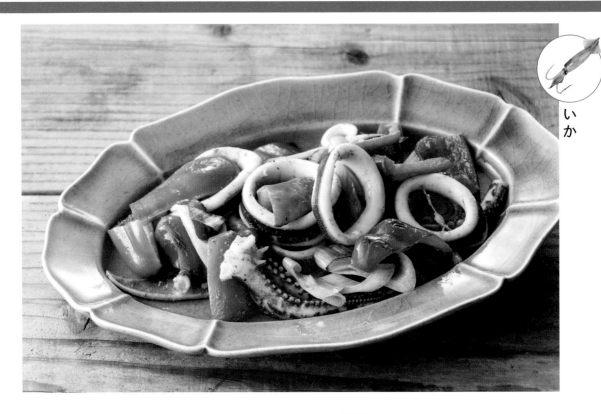

コリアンダーの爽やかな香りが
具材をおいしくまとめる

いかとピーマンの
コリアンダー炒め

脂質7.1g ｜ 糖質4.8g ｜ 塩分0.8g

材料｜2人分

いか	1杯
ピーマン	3個
長ねぎ	1/3本
ごま油	大さじ1
Ⓐ おろしにんにく	小さじ1/2
コリアンダーパウダー	小さじ1/4
酒	大さじ1
塩・こしょう	各少々

作り方

1 いかは輪切り、ピーマンは乱切り、長ねぎ
はななめ薄切りにする。

2 フライパンにごま油を入れて中火で熱し、
1を入れて炒める。

3 2にⒶを加えてからめる。

> **管理栄養士から一言**
>
> いかには肝臓の機能を助けるタウリンが
> 豊富です。胆汁の分泌を増やし、肝臓か
> ら脂肪を排出し、コレステロールを下げ
> る効果があります。

たこ

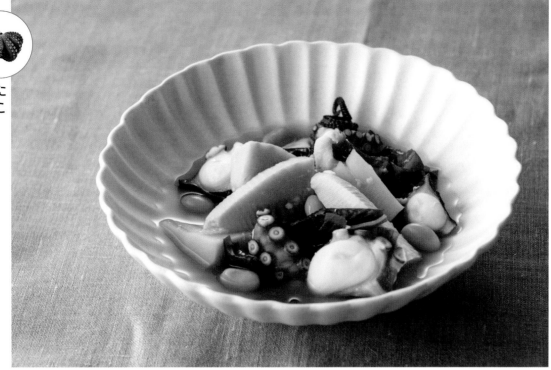

主菜

たこからのうま味が
たけのこにじんわりしみる

たことたけのこの
こうじ煮込み

脂質1.3g｜糖質3.7g｜塩分1.3g

材料｜2人分

たこ(ボイル) - - - - - - - - - - - - - - - 1個
たけのこ(水煮) - - - - - - - - - - - - - 1/2個
カットわかめ(乾燥) - - - - - - - - - - 大さじ1
Ⓐ ┃ 基本のだし汁 - - - - - - - - - - - -1カップ
　 ┃ しょうゆこうじ - - - - - - - - 大さじ1/2
　 ┃ おろししょうが - - - - - - - - 小さじ1/2
枝豆 - 20粒

作り方

1 たこ、たけのこは一口大に切る。わかめを
水でもどす。

2 鍋でⒶを熱し、**1**を入れて煮たら枝豆を加
える。

管理栄養士から一言

たこには肝機能を高めるタウリンのほか
にアルコールの分解を助けてくれるナイ
アシンも豊富。二日酔いの防止にも期待
できます。

主菜の作りおき

②

バランスの良い食事のために、ぜひ取り入れたい魚介類。習慣的に食べるようにしましょう。

魚介の料理

甘酸っぱい和風漬けだれが具材をおいしく

いかのエスカベッシュ

脂質13.0g ｜ 糖質12.6g ｜ 塩分1.8g

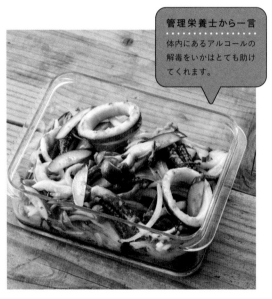

> **管理栄養士から一言**
> 体内にあるアルコールの解毒をいかはとても助けてくれます。

材料｜2人分

いか - - - - - - - - - - 1杯	オリーブオイル - - - 大さじ2
薄力粉 - - - - - - 大さじ1	Ⓐ 酒・みりん・しょうゆ
しめじ - - - - - - - 1/2個	- - - - 各大さじ1
玉ねぎ - - - - - - 1/4個	酢 - - - - 大さじ1/2
きゅうり - - - - - - 1/2本	砂糖 - - - - - 小さじ1

作り方

1 いかの胴体は輪切りに、ゲソは食べやすい大きさに切って薄力粉をまぶす。
2 しめじはほぐす。玉ねぎときゅうりは薄切りにする。
3 フライパンにオリーブオイルを入れて中火で熱し、**1**としめじを焼く。
4 保存容器にⒶをあわせてレンジで約1分加熱し、**3**、玉ねぎ、きゅうりを入れて和える。

たことじゃがいもの異なる食感が楽しい

たことポテトのアヒージョ風

脂質13.4g ｜ 糖質6.7g ｜ 塩分0.5g

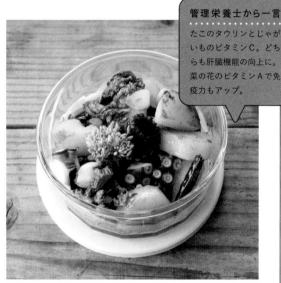

> **管理栄養士から一言**
> たこのタウリンとじゃがいものビタミンC。どちらも肝臓機能の向上に。菜の花のビタミンAで免疫力もアップ。

材料｜2人分

たこ（ボイル） - - - - - 1個	Ⓐ オリーブオイル
じゃがいも - - - - - - 1個	- - - - - - 大さじ2
菜の花 - - - - - - - - 1束	にんにく（薄切り）
粉チーズ - - - - - 小さじ2	- - - - - - - 1かけ
	鷹の爪 - - - - - - 1本

作り方

1 たことじゃがいもは一口大、菜の花はざく切りにする。
2 耐熱容器にじゃがいもを入れてラップをしてレンジで約2分加熱する。
3 フライパンにⒶを入れて中火で熱し、たこ・菜の花・**2**を加えて炒め。粉チーズをふる。

甘さを控えた照り焼き。ごはんとの相性抜群

さば照り

脂質39.7g ｜ 糖質15.9g ｜ 塩分1.3g

カレーのスパイシーな味つけがくせになる

まぐろと白菜のカレー炒め煮

脂質7.3g ｜ 糖質2.8g ｜ 塩分0.6g

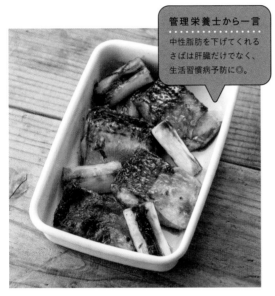

管理栄養士から一言
中性脂肪を下げてくれる
さばは肝臓だけでなく、
生活習慣病予防に◎。

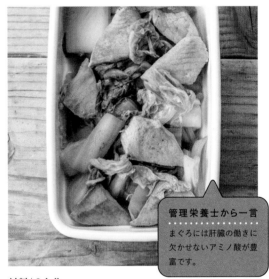

管理栄養士から一言
まぐろには肝臓の働きに
欠かせないアミノ酸が豊
富です。

材料｜2人分

さば	---------4切れ	Ⓐ	酒・みりん - 各大さじ1
片栗粉	------大さじ1		しょうゆ・砂糖
長ねぎ	--------1本		----各大さじ1/2
			オリーブオイル ---大さじ1

作り方

1 さばは片栗粉をまぶす。長ねぎは5㎝長さに切る。

2 フライパンにオリーブオイルを入れて中火で熱して**1**を入れて焼き、Ⓐを加えてからめる。

材料｜2人分

まぐろ刺身	------1さく	Ⓐ	基本のだし汁- 1カップ
白菜	-----------2枚		しょうゆ ----小さじ1
オリーブオイル ---大さじ1			カレー粉-- 大さじ1/2

作り方

1 まぐろと白菜は一口大に切る。

2 フライパンにオリーブオイル入れて中火で熱して**1**を入れて炒め、Ⓐを加えて煮る。

主菜

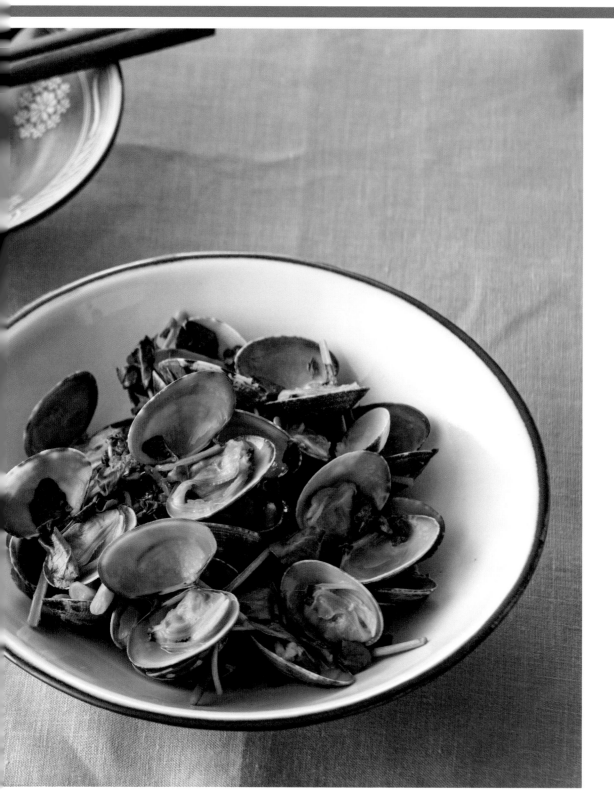

あさり

主菜

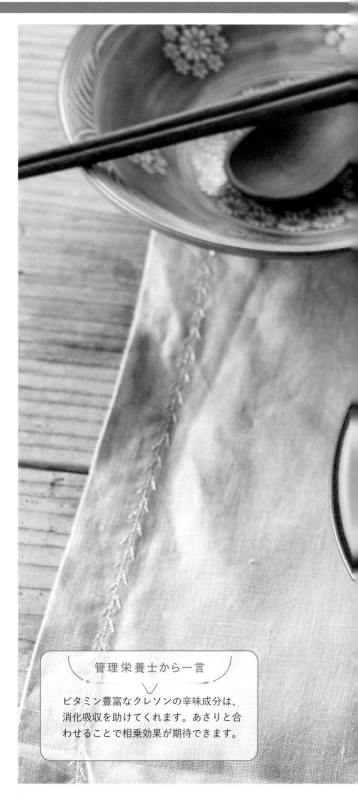

おかずにもおつまみにも。
箸がすすむコク深さ

あさりとクレソンの
バター炒め

脂質4.3g ｜ 糖質1.1g ｜ 塩分1.9g

材料｜2人分

あさり(砂抜き済) - - - - - - - - - - - - -400g
Ⓐ｜酒 - - - - - - - - - - - - - - - - 大さじ2
　｜バター - - - - - - - - - - - - - - - -10g
クレソン - - - - - - - - - - - - - - - - - -1束

作り方

1 クレソンはざく切りにする。
2 フライパンにあさり・Ⓐを入れてふたをし、あさりが開くまで加熱する。
3 **2**に**1**を加えて火を通す。

管理栄養士から一言

ビタミン豊富なクレソンの辛味成分は、消化吸収を助けてくれます。あさりと合わせることで相乗効果が期待できます。

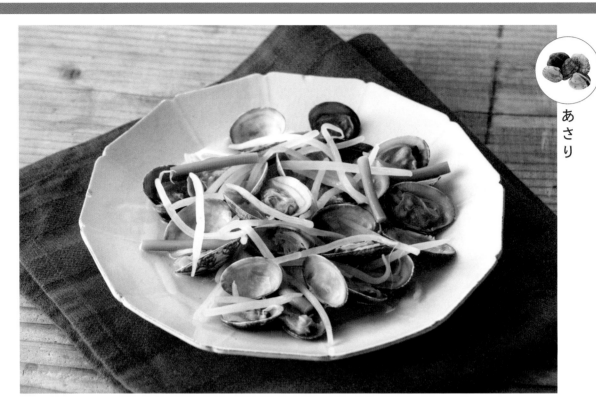

ふわりと香るにんにくと、
あさりの食感がマッチ

あさりと
にんにくの芽の酒蒸し

脂質0.4g ｜ 糖質3.2g ｜ 塩分1.8g

材料｜2人分

あさり(砂抜き済)	400g
にんにくの芽	6本
もやし	1/2袋
酒	大さじ2
こしょう	少々

作り方

1 にんにくの芽は4cm長さに切る。

2 フライパンにあさり・酒を入れてふたをして、あさりが開くまで加熱する。**1**・もやしを加えて火をとおす。

3 **2**にこしょうをふる。

管理栄養士から一言

あさりは肝臓で作られる胆汁の分泌を促進する成分をもっています。また貧血を防止するビタミンB12も豊富。肝臓ケアのためしっかり食べましょう。

しじみ

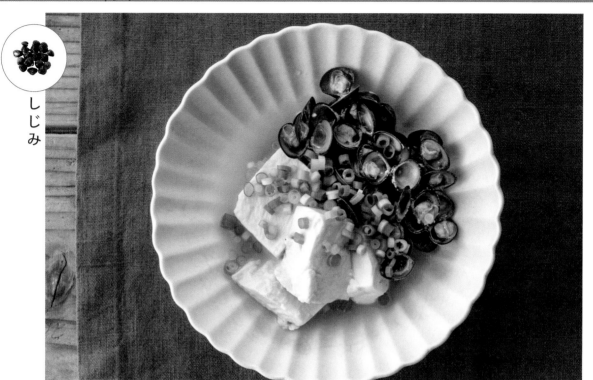

しじみのだしと豆腐の
体に優しい味わい

しじみ豆腐

脂質3.0g｜糖質3.4g｜塩分1.0g

材料｜2人分

しじみ(砂抜き済)	- - - - - - - - - - - - -	200g
Ⓐ 酒	- - - - - - - - - - - - - - -	大さじ2
水	- - - - - - - - - - - - - - -	100㎖
鶏がらスープの素(顆粒)	- - - -	小さじ1
しょうゆ	- - - - - - - - - - - - -	小さじ1/2
絹豆腐	- - - - - - - - - - - - - - -	1/2丁
小ねぎ(小口切り)	- - - - - - - - - - - - -	3本

作り方

1 鍋にしじみ・Ⓐを入れてふたをし、しじみが開くまで加熱する。

2 1に豆腐を加えてくずす。

3 皿に2を盛り、小ねぎをちらす。

管理栄養士から一言

肝臓にいい食材の代名詞であるしじみ。タウリンをはじめ、オルニチンなど肝臓の機能を助けてくれる栄養素がたっぷりつまっています。

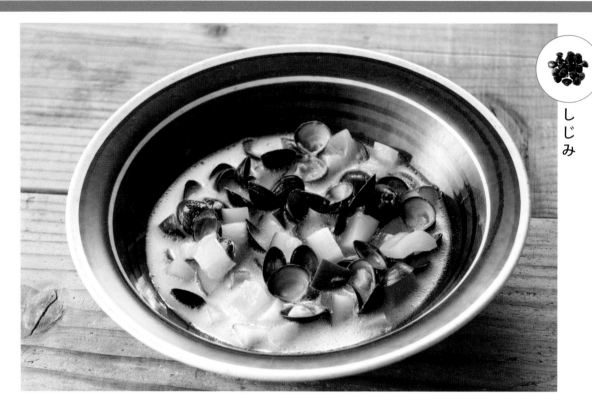

まろやかな味わいで
心も体もほっとする一品

しじみの豆乳スープ煮

脂質6.2g ｜ 糖質5.9g ｜ 塩分0.2g

材料｜2人分

しじみ(砂抜き済)	- - - - - - - - - - - - -	200g
ズッキーニ	- - - - - - - - - - - - - -	1/2本
黄パプリカ	- - - - - - - - - - - - - -	1/4個
Ⓐ｜ 酒	- - - - - - - - - - - - - - -	大さじ2
オリーブオイル	- - - - - - - - -	小さじ2
水	- - - - - - - - - - - - - - - - -	1カップ
調整豆乳	- - - - - - - - - - - - - -	100mℓ

作り方

1 ズッキーニと黄パプリカは1cm角に切る。
2 鍋にしじみ、Ⓐを入れてふたをしてしじみ
が開くまで加熱し、**1**と水を加えて火を通す。
3 **2**に調整豆乳を加える。

管理栄養士から一言

豆乳に含まれるレシチンという成分はコ
レステロールを低下させる効果がありま
す。またズッキーニやパプリカなど緑黄
色野菜と合わせることでさらに健康効果
がアップします。

二日酔いがつらいときに摂りたいもの

お酒を飲み過ぎた翌日、二日酔いで苦しむことも多いですよね。つらい二日酔いをやわらげたいときは、〈糖質＋水分〉を組み合わせて摂ることがおすすめです。水分はアセトアルデヒドの排出に必要なもの。飲酒後はアルコールによって体が脱水状態になっているため、たくさん摂るようにしましょう。糖質にはアルコール分解を助ける役割がありますが、摂りすぎには注意するようにしてください。

＼ コレが二日酔いをやわらげる ／

糖質 ＋ 水分

ただし、糖質の摂りすぎには注意

二日酔いにおすすめの食品

アイス

糖質と水分がどちらも含まれているアイスは、回復に効率的な食品。お酒をたくさん飲んだ後にアイスが食べたくなる人も多いと思いますが、それは理にかなった現象なのです。

野菜ジュース、フルーツジュース

野菜やフルーツのジュースも糖質と水分の両方を含みます。糖質を摂るために、果汁入りのものを選ぶようにしましょう。また、ビタミンやミネラルの補給にも役立ちます。

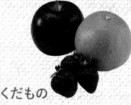

くだもの

くだもの類も糖質と水分の両方を含みます。解毒作用を助けるビタミンCを含むみかんやオレンジ、アルコールの代謝を促すカリウムを含むグレープフルーツなどがおすすめ。

ごはん＋味噌汁

味噌汁は水分であり、発酵食品である味噌が使われているので胃腸を守ってくれます。解毒作用のある貝類を具にするとさらに効果アップ。糖質であるごはんと組み合わせて。

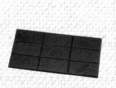

チョコレート＋水

二日酔いの症状がつらくてしっかり食べるのがむずかしいときには、チョコレートがおすすめ。手軽に糖分を摂ることができます。水などの水分と組み合わせて摂ってみましょう。

ラーメン！には要注意

ラーメンは麺が糖質でスープは水分なので向いているように思えますが、脂肪や塩分が多く含まれています。胃腸に負担をかけ、吐き気や下痢を引き起こすこともあるので避けた方がよいでしょう。

主菜

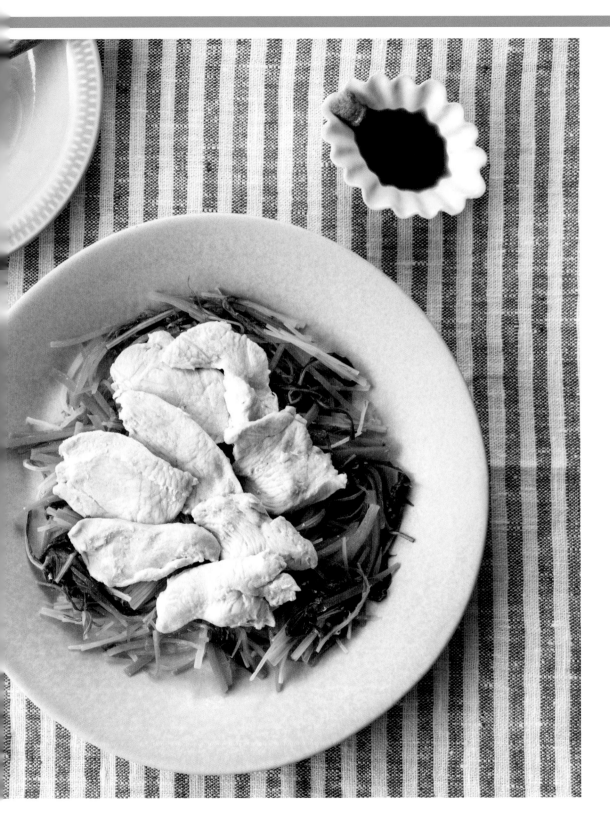

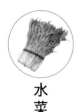

水菜

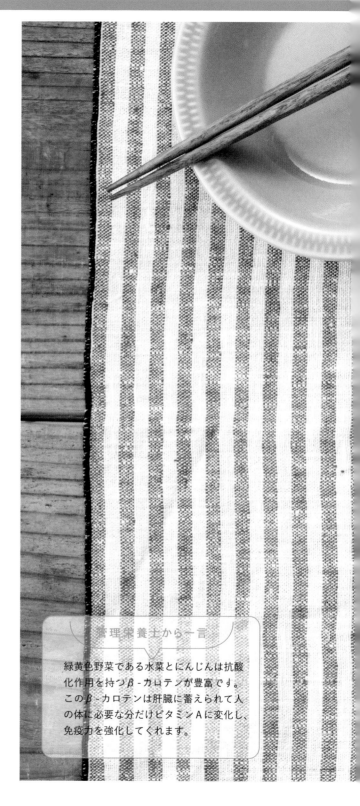

フライパンに材料をかさねて
加熱するだけで完成

水菜と鶏の
かさね蒸し

脂質2.5g │ 糖質4.6g │ 塩分1.4g

材料│2人分

水菜 - - - - - - - - - - - - - - - - - - - 1/2束
にんじん - - - - - - - - - - - - - - - 1/3本
鶏むね肉 - - - - - - - - - - - - - - -1枚
酒 - - - - - - - - - - - - - - - - - - 大さじ2
ポン酢しょうゆ- - - - - - - - - - - - - 適量
柚子こしょう - - - - - - - - - - - - - 適量

作り方

1 水菜はざく切り、にんじんは千切り、鶏肉
は5mm幅の削ぎ切りにする。

2 フライパンに1を重ねて入れ、酒をふって
ふたをして蒸す。

3 皿に2を盛り、ポン酢しょうゆ、柚子こ
しょうを添える。

管理栄養士から一言

緑黄色野菜である水菜とにんじんは抗酸
化作用を持つβ-カロテンが豊富です。
このβ-カロテンは肝臓に蓄えられて人
の体に必要な分だけビタミンAに変化し、
免疫力を強化してくれます。

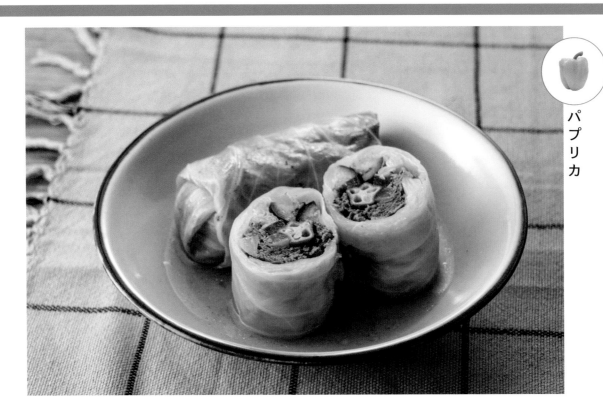

野菜の色んな栄養素を
一度に摂れる

ロールキャベツ

脂質9.1g ｜ 糖質10.2g ｜ 塩分0.7g

管理栄養士から一言

キャベツはビタミンUを多く含んでいます。このビタミンUは肝臓の余分な脂肪を代謝し、肝機能を高めてくれます。β-カロテン豊富な野菜をともに摂ることでさらに肝臓が元気に！

材料｜2人分

赤パプリカ	- - - - - - - - - - - - - -	1/4個
黄パプリカ	- - - - - - - - - - - - - -	1/4個
キャベツ	- - - - - - - - - - - - - - -	4枚
牛肉赤身薄切り	- - - - - - - - - - - -	160g
なす	- - - - - - - - - - - - - - - - -	1本
オクラ	- - - - - - - - - - - - - - - -	4本
Ⓐ 水	- - - - - - - - - - - - - -	1カップ
顆粒コンソメ	- - - - - - - - - - -	小さじ1

作り方

1 キャベツはしんをそいで耐熱皿にのせてラップをし、レンジで約1分半加熱して粗熱をとる。

2 赤黄パプリカは細切り、なすは縦に8等分、オクラは板ずりする。

3 1に牛肉・2をのせて包み、楊枝でとめる。

4 鍋に3・Ⓐを入れて中火で煮る。

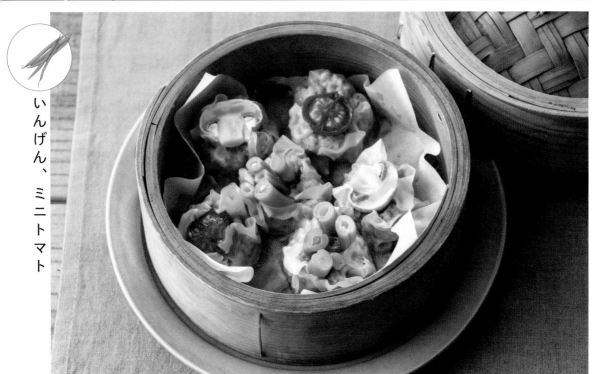

いんげん、ミニトマト

主菜

カラフルな彩りが
食卓で映える

野菜シュウマイ

脂質10.9g | 糖質14.3g | 塩分0.5g

材料|2人分

いんげん - - - - - - - - - - - - - - - - - 3本
ミニトマト - - - - - - - - - - - - - - - - 2個
豚ひき肉 - - - - - - - - - - - - - - - 100g
玉ねぎ - - - - - - - - - - - - - - - - 1/4個
Ⓐ | 片栗粉 - - - - - - - - - - - - - 小さじ2
　 | しょうゆ・酒・ごま油 - - - - - - 各小さじ1
白マッシュルーム - - - - - - - - - - - - - 2個
シュウマイ皮 - - - - - - - - - - - - - - 10枚

作り方

1 玉ねぎはみじん切り、いんげんは4等分、ミニトマトとマッシュルームは半分に切る。

2 ボウルに豚肉・玉ねぎ・Ⓐを入れてよく練る。

3 シュウマイ皮に 2・いんげん・ミニトマト・マッシュルームをそれぞれのせて包む。

4 蒸し器にクッキングシートを敷いて 3 をのせて約10分蒸す。

管理栄養士から一言

いんげんに含まれるスレオニンという成分は脂肪肝の蓄積を予防してくれます。肝機能を高めてくれるビタミンＣ豊富なトマトと相性もばっちり。

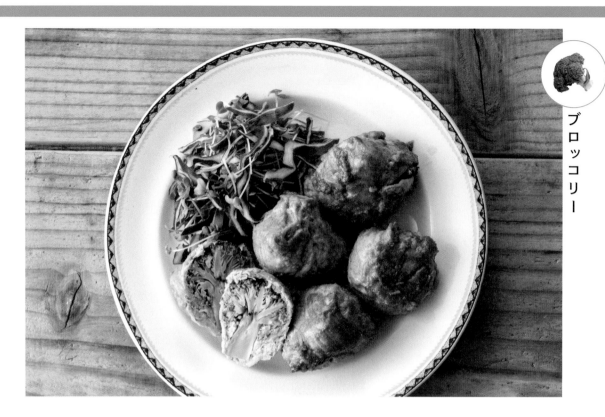

お肉の中にみずみずしいブロッコリー。
口当たりはとてもジューシー

肉巻きブロッコリーの
タンドリー

脂質8.0g ｜ 糖質5.4g ｜ 塩分0.4g

材料｜2人分

ブロッコリー - - - - - - - - - - - -	小房10個
豚赤身薄切り - - - - - - - - - - - -	150g
オリーブオイル - - - - - - - - - -	小さじ2

Ⓐ
プレーンヨーグルト - - - - - - -	大さじ3
ケチャップ - - - - - - - - - -	大さじ1
カレー粉 - - - - - - - - - - -	小さじ1
おろしにんにく - - - - - - - - -	小さじ1/2

[付け合わせ]紫キャベツ・ブロッコリースプラウト

作り方

1 耐熱皿にブロッコリーを入れてラップをしてレンジで約1分半加熱して粗熱をとる。

2 豚肉で1を巻き、オリーブオイルを熱したフライパンで焼く。

3 Ⓐをあわせて2にからめる。

4 器に3と付け合わせを盛る。

管理栄養士から一言

ブロッコリーとブロッコリースプラウトに含まれる成分は体内に入ると、肝臓の解毒を促進してくれるスルフォラファンに変化してくれます。肝臓ケアにとても効果的と注目されています。

かぼちゃ

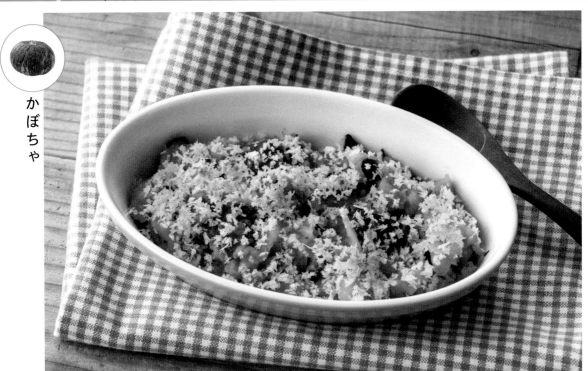

面倒な油の処理も不要。
自然な甘さがうれしい

かぼちゃの
スコップコロッケ

脂質7.3g │ 糖質28.8g │ 塩分0.4g

管理栄養士から一言

かぼちゃはビタミンAがとても豊富で、ビタミンC、Eも含まれています。皮をむかずに使うことがポイントです。とくに肝臓が疲れている人はビタミンAが不足しているのでしっかり摂りましょう。また油を少量にすることで肝臓への負担も少なくできます。

材料 │ 2人分

かぼちゃ	- - - - - - - - - - - - - - -	1/4個
玉ねぎ	- - - - - - - - - - - - - - -	1/4個
Ⓐ 牛乳	- - - - - - - - - - - - -	大さじ2
オイスターソース	- - - - - - - - -	小さじ1
オリーブオイル	- - - - - - - - -	小さじ1
Ⓑ パン粉	- - - - - - - - - - - -	大さじ3
オリーブオイル	- - - - - - - - -	小さじ2
パセリ(刻み)	- - - - - - - - - - - - -	大さじ1

作り方

1 かぼちゃは一口大、玉ねぎはみじん切りにする。

2 耐熱容器にかぼちゃ・玉ねぎを入れてラップをしてレンジで約4分加熱する。

3 **2**をつぶして Ⓐ を加えてまぜ、グラタン皿に入れる。

4 Ⓑ をあわせて **3** にのせ、トースターで焼き目がつくまで焼く。パセリをちらす。

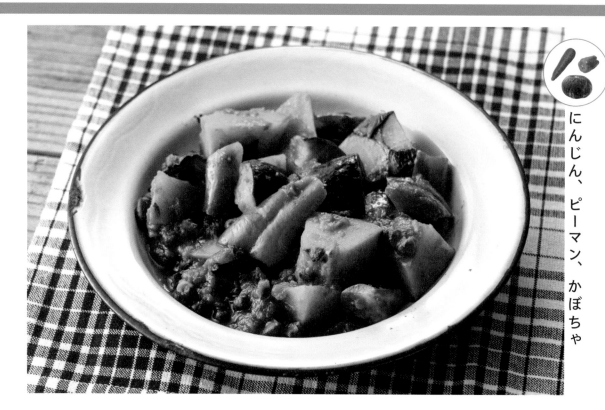

やわらかい野菜と
コンソメの風味が絶品

ラタトゥイユ

脂質6.9g ｜ 糖質24.9g ｜ 塩分0.7g

材料｜2人分

にんじん	1/3本
ピーマン	1個
かぼちゃ	1/8個
なす	1本
水煮あずき	80g
オリーブオイル	大さじ1
カットトマト缶	1/2缶
水	100mℓ
顆粒コンソメ	小さじ1

作り方

1 にんじんとなすは小さめの乱切り、ピーマンとかぼちゃは一口大に切る。

2 鍋にオリーブオイルを入れて中火で熱し、**1** と水煮あずきを入れて油をまわす。カットトマト缶、水、顆粒コンソメを加えてやわらかくなるまで煮る。

管理栄養士から一言

緑黄色野菜がたっぷり入ったラタトゥイユは、肝臓にいいさまざまなビタミンを一緒に摂ることができます。成長期のお子さんにもぴったり。あずきのビタミンB$_1$は肝臓に負担をかける有害物質を解毒してくれる働きがあります。

がんもどき

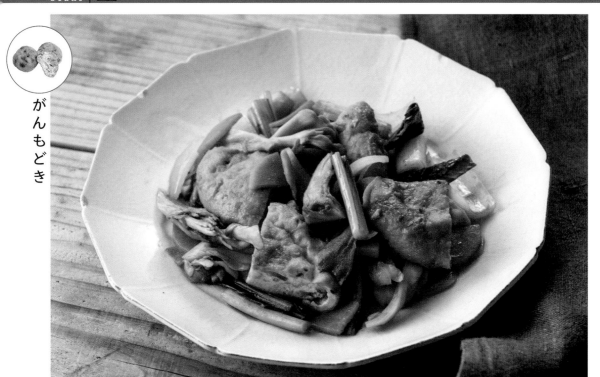

アイデア次第で
がんもどきもお肉の代わりに

がんもの酢豚風

脂質24.2g｜糖質12.1g｜塩分1.3g

材料｜2人分

がんもどき	2個
玉ねぎ	1/4個
にんじん	1/3本
小松菜	1株
まいたけ	1個
酒	大さじ2
Ⓐ ごま油	大さじ1
ケチャップ	大さじ2
酒・酢	各大さじ1
しょうゆ・はちみつ	各小さじ1/2

作り方

1 がんもどきは4等分、玉ねぎはくし形切り、にんじんはいちょう切り、小松菜はざく切り、まいたけはさく。

2 フライパンに**1**と酒を入れてふたをして蒸す。

3 **2**にⒶを加えてからめる。

管理栄養士から一言

大豆でできているがんもどきは良質なたんぱく質とミネラルを多く含んでいます。お肉の代わりに使えば、肝臓に負担となる脂質をカットすることができます。

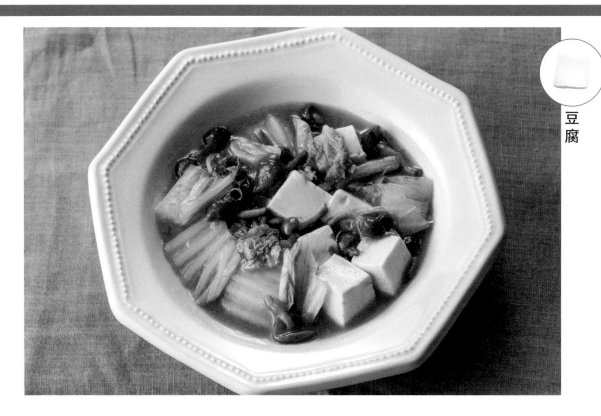

豆腐

喉越しうれしい、
つるりとした食感
なめこマーボ
脂質5.8g ｜ 糖質8.0g ｜ 塩分0.8g

材料｜2人分

絹豆腐	- - - - - - - - - - - - - -	1/2丁
白菜	- - - - - - - - - - - - - - -	2枚
なめこ	- - - - - - - - - - - - - - -	1袋
Ⓐ 水	- - - - - - - - - - - -	1カップ
鶏がらスープの素	- - - - - -	小さじ1/2
しょうゆ・酒・ごま油	- - - - -	各小さじ1
ラー油	- - - - - - - - - - - - -	適量
水溶き片栗粉	- - - - - - - - - - -	大さじ1

作り方

1 白菜は一口大、豆腐はさいの目切りにする。なめこは水でぬめりをとる。

2 フライパンにⒶを入れて中火で熱し、白菜・なめこを入れて煮る。

3 2に豆腐を加えてさらに煮て、水溶き片栗粉でとろみをつける。

管理栄養士から一言

豆腐に含まれる栄養素のレシチンは肝機能を向上させてくれ、肝細胞を再生させる効果をもっています。肝臓に大敵の悪玉コレステロールを分解してくれるなめこと相性◎。なめこは消化吸収を高め、肝臓の負担を減らします。

大豆

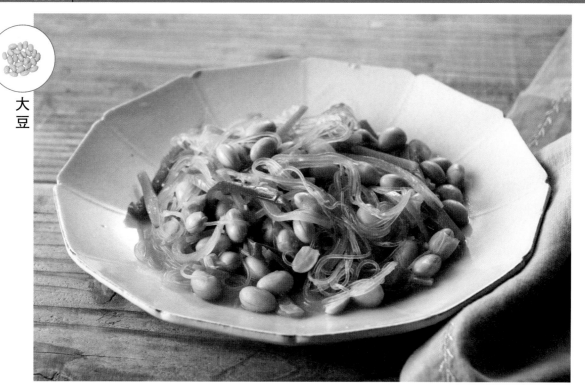

主菜

食物繊維が豊富に含まれた炒めもの。
腹持ちもGOOD

大豆のチャプチェ

脂質7.5g | 糖質20.0g | 塩分1.3g

材料 | 2人分

水煮大豆	100g
にんじん	1/3本
ピーマン	1個
玉ねぎ	1/4個
ごま油	小さじ2
春雨	30g
Ⓐ 鶏がらスープの素・おろしにんにく	各小さじ1/2
しょうゆ・酒	各大さじ1/2
砂糖	小さじ1
水	1カップ

作り方

1 にんじんとピーマンは細切り、玉ねぎは薄切りにする。

2 フライパンにごま油を入れて中火で熱し、**1**・水煮大豆を入れて炒める。

3 **2**にⒶを加えて煮て、春雨を加え柔らかくなるまで加熱する。

管理栄養士から一言

大豆のもつ成分、サポニンには脂肪肝を予防してくれる効果があります。ビタミンCたっぷりのにんじんとピーマンを合わせて栄養バランスもGOOD。

主菜の作りおき

❸

緑黄色野菜と豆類を摂りたいときに役立つレシピ。足りない栄養素をしっかり補いましょう。

緑黄色野菜の料理

外はサクサク。かぼちゃとさばの風味が絶妙

かぼちゃとさばのガレット

脂質15.2g ｜ 糖質16.7g ｜ 塩分0.9g

黒酢を使えば、マイルドでコク深い味わいに

アスパラと鶏の黒酢煮

脂質1.0g ｜ 糖質9.2g ｜ 塩分0.6g

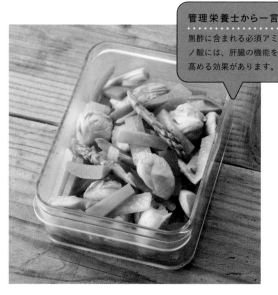

> 管理栄養士から一言
> 黒酢に含まれる必須アミノ酸には、肝臓の機能を高める効果があります。

> 管理栄養士から一言
> かぼちゃのビタミンAと中性脂肪を下げてくれるさばのコンビ。

材料｜2人分

かぼちゃ	100g	薄力粉	大さじ2
紫玉ねぎ	1/4個	粉チーズ	大さじ1
さば缶	1缶	オリーブオイル	大さじ1
さば缶汁	大さじ2		

作り方

1 かぼちゃは千切り、紫玉ねぎは薄切りにする。
2 ボウルに 1・さばを入れてさばをほぐしながらまぜる。
3 2 に薄力粉・さば缶汁・粉チーズを加えてまぜる。
4 フライパンにオリーブオイルを入れて中火で熱し、3 を入れて両面焼く。

材料｜2人分

アスパラガス	4本	Ⓐ	基本のだし汁	100㎖
にんじん	1/4本		黒酢	大さじ1
大根	1/8本		みりん	大さじ1
ささみ	3本		しょうゆ	小さじ1

作り方

1 ささみは一口大、アスパラガスはななめ切り、にんじんと大根は短冊切りにする。
2 鍋にⒶを入れて中火で熱し、1 を加えて煮る。

基本のだし汁 ▶ 作り方33ページ

豆の料理

少ない材料でできるシンプルレシピ！
豆腐といんげんの
チャンプルー

脂質11.7g ｜ 糖質3.9g ｜ 塩分0.8g

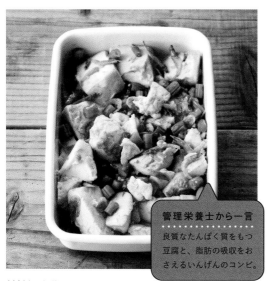

管理栄養士から一言
良質なたんぱく質をもつ豆腐と、脂肪の吸収をおさえるいんげんのコンビ。

材料｜2人分

木綿豆腐 - - - - - - - - 1丁	Ⓐ	しょうゆ・みりん
いんげん - - - - - - 10本		- - - - 各大さじ1/2
桜えび - - - - - - - - 10g		かつお節 - - - - 1袋(約2g)
ごま油 - - - - - - - 小さじ2		

作り方

1 いんげんは小口切りにする。木綿豆腐を水切りする。

2 フライパンにごま油を入れて中火で熱し、いんげん・桜えびを入れて炒めたら、木綿豆腐をちぎって加える。

3 2にⒶを加えてからめて皿に盛り、かつお節をちらす。

肉のような食感の厚揚げは食べ応えも十分
厚揚げガパオ

脂質23.6g ｜ 糖質6.0g ｜ 塩分1.7g

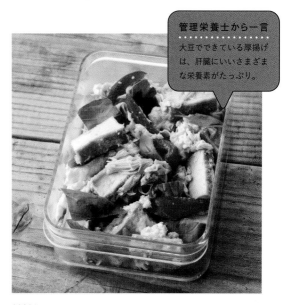

管理栄養士から一言
大豆でできている厚揚げは、肝臓にいいさまざまな栄養素がたっぷり。

材料｜2人分

厚揚げ - - - - - - - - 1枚	Ⓐ	ナンプラー 大さじ1/2
赤パプリカ - - - - - 1/4個		オイスターソース
えのきたけ - - - - - 1/2個		- - - - - - 小さじ1
卵 - - - - - - - - - - 2個		おろしにんにく・はちみつ
オリーブオイル - - 大さじ1		- - - - 各小さじ1/2
バジル - - - - - - - - - 5枚		鷹の爪(輪切り) 適量

作り方

1 厚揚げと赤パプリカは一口大、えのきたけはざく切りにする。

2 フライパンにオリーブオイルを入れて中火で熱し、**1**を入れて炒める。

3 2にⒶを加えてからめ、卵を溶いてまわし入れる。

4 バジルをちぎってちらす。

主菜

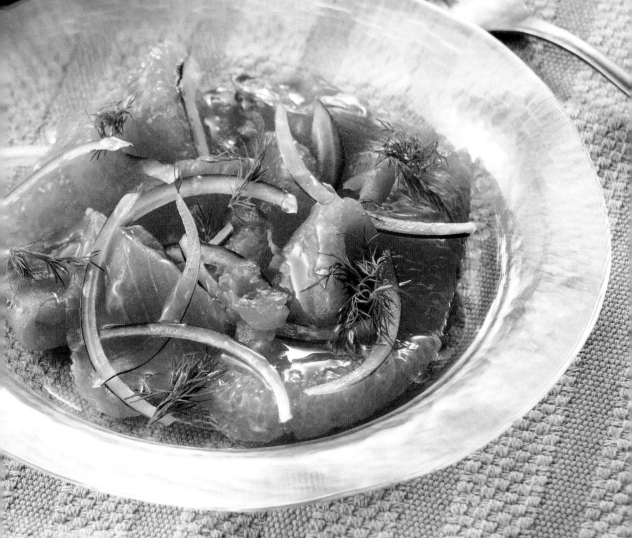

Part4
［肝臓をいたわる 副菜］

グレープフルーツの爽やかな酸味と
華やかな香りがうれしい

スモークサーモンとグレープフルーツのサラダ

脂質8.0g ｜ 糖質5.5g ｜ 塩分1.3g

材料｜2人分

スモークサーモン - - - - - - - - - - - - -6枚
グレープフルーツ(ルビー)- - - - - - - - 1/2個
紫玉ねぎ - - - - - - - - - - - - - - - 1/6個
ディル - - - - - - - - - - - - - - - - -1枝
オリーブオイル - - - - - - - - - - - - 大さじ1

作り方

1 グレープフルーツの実をとる。紫玉ねぎは薄切りにする。

2 皿にスモークサーモン・**1**を盛る。

3 **2**にディルをちぎってちらし、オリーブオイルをかける。

副菜

管理栄養士から一言

肝機能が低下しているときには、ビタミンが不足します。そんなときはビタミンEを含むグレープフルーツを適宜摂取するといいでしょう。

※ただし、日常的に薬を飲んでいる人は摂取に注意が必要です。グレープフルーツには薬品の効果を極度に強めてしまう効果もあるので、かかりつけ医にご相談ください。

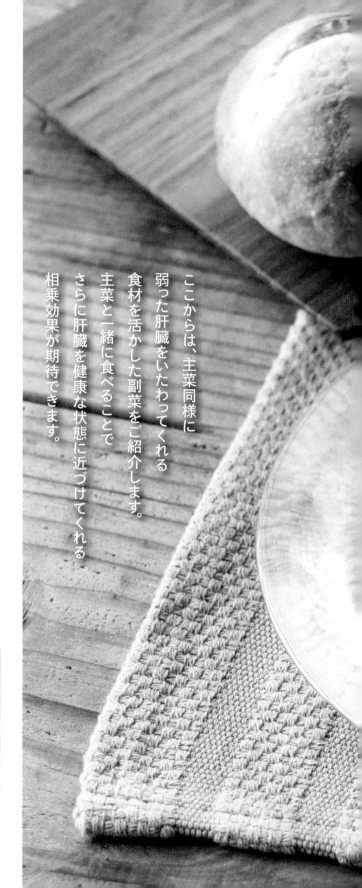

ここからは、主菜同様に弱った肝臓をいたわってくれる食材を活かした副菜をご紹介します。主菜と一緒に食べることでさらに肝臓を健康な状態に近づけてくれる相乗効果が期待できます。

シャキシャキとした豆苗の食感がいい。
ほんのり甘いドレッシングも絶品

豆苗とちくわの コールスロー

脂質6.7g │ 糖質9.0g │ 塩分0.9g

材料│2人分

豆苗	1/3束
ちくわ	2本
コーン缶	30g
Ⓐ オリーブオイル	大さじ1
酢・はちみつ	各小さじ1
塩・こしょう	各少々

作り方

1 豆苗はざく切り、ちくわは細切りにする。

2 ボウルにⒶを合わせて **1**・コーンを入れて和え、しんなりするまで置く。

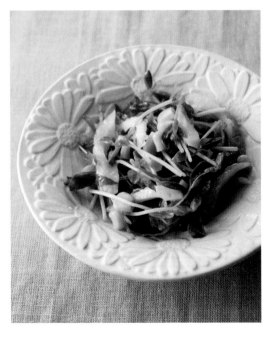

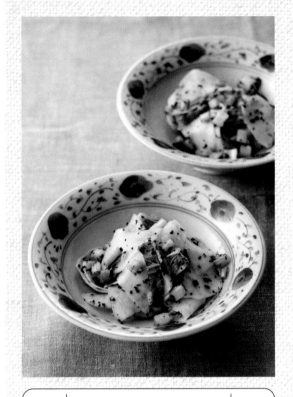

歯触りのいいかぶに
爽やかなゆかりがよく合う

かぶのゆかり和え

脂質0.1g │ 糖質1.5g │ 塩分0.4g

材料│2人分

かぶ	1個
かぶの葉	3本
塩	ひとつまみ
ゆかり	大さじ1

作り方

1 かぶは半月切りにしてスライサーで薄切り、葉は粗刻みにする。

2 **1**を塩もみして洗ってしぼり、ゆかりと和える。

ちりめんじゃこでカルシウム摂取も。
さまざまな具材の食感が楽しい

ひじきとじゃこのサラダ

脂質4.9g | 糖質4.0g | 塩分1.0g

材料│2人分

ひじき	大さじ2
ちりめんじゃこ	大さじ2
にんじん	1/4本
きゅうり	1/3本
セロリ	1/4本
Ⓐ ごま油	小さじ2
しょうゆ・みりん	各小さじ1
白いりごま	小さじ1

作り方

1 ひじきは水でもどす。にんじんときゅうりは千切り、セロリは筋をとって薄切りにする。
2 ボウルに**1**とちりめんじゃこを合わせ、Ⓐを加えて和える。

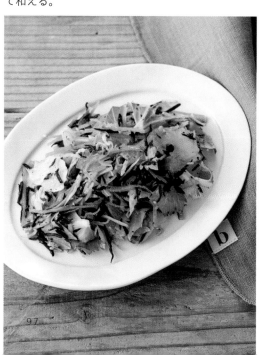

副菜

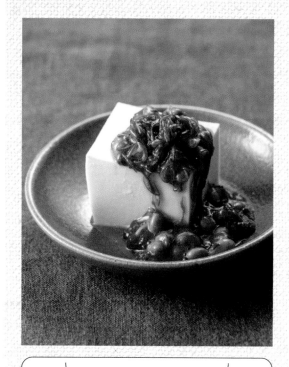

定番の冷ややっこも、合わせる具材で
さらにおいしくヘルシーに

冷ややっこ

脂質9.5g | 糖質4.2g | 塩分0.7g

材料│2人分

絹豆腐	1/2丁
納豆	1パック
めかぶ	1パック
Ⓐ 減塩梅干し(たたき)	1個
しょうゆ・ごま油	各大さじ1/2

作り方

1 豆腐は半分に切る。
2 ボウルに納豆・めかぶ・Ⓐを入れてまぜる。
3 器に豆腐をのせて**2**をかける。

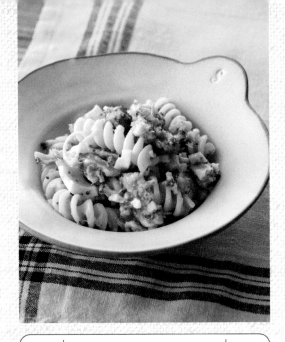

なめらかなマヨソースが
具材とよくからむ

ブロッコリーと
マカロニのサラダ

脂質12.8g │ 糖質12.3g │ 塩分0.7g

材料│2人分

マカロニ - 30g
ブロッコリー - - - - - - - - - - - - - - - - - 小房4個
ゆでたまご - 1個
カニ風味かまぼこ - - - - - - - - - - - - - - - - - 2本
Ⓐ │ マヨネーズ - - - - - - - - - - - - - - - - 大さじ2
　│ 顆粒コンソメ(少量の湯で溶く) - - - - 小さじ1/4

作り方

1 マカロニを茹でる。
2 ゆでたまごは粗く刻み、カニ風味かまぼこはさく。ブロッコリーは耐熱容器に入れてラップをしてレンジで約2分加熱し、粗く刻む。
3 ボウルに1、2、Ⓐをあわせて和える。

ナンプラーの香りとコクが
切り干し大根の風味とマッチ

切り干し大根の
ナンプラー和え

脂質2.2g │ 糖質6.2g │ 塩分0.8g

材料│2人分

切り干し大根 - 25g
スプラウト - - - - - - - - - - - - - - - - - - - 1/2株
桜えび - 5g
Ⓐ │ ナンプラー - - - - - - - - - - - - - - - 小さじ1
　│ ごま油 - - - - - - - - - - - - - - - - - - 小さじ1

作り方

1 切り干し大根は水でもどし、ざく切りにする。
2 ボウルに1・スプラウト・桜えび・Ⓐを合わせて和える。

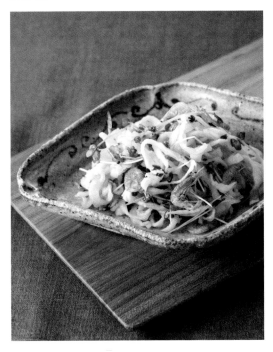

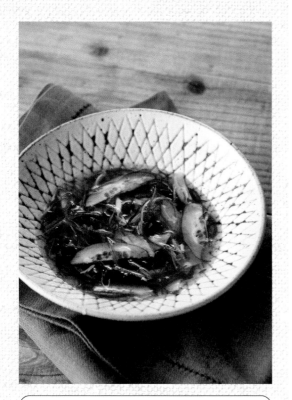

管理栄養士から一言

もずくのぬめりには肝機能向上効果があります。
きゅうりは毒素を排出する利尿作用をもってい
ます。一緒に摂ることで相乗効果に。

具材を切って和えるだけで完成。
後味さっぱり

もずくきゅうり

脂質0.1g ｜ 糖質6.4g ｜ 塩分0.9g

材料｜2人分

もずく酢- -2パック
きゅうり - 1/3本
みょうが- 1個

作り方

1 きゅうりとみょうがは薄切りにする。
2 もずく酢と**1**を和える。

管理栄養士から一言

肝臓にいいビタミンＢを含む豚肉とビタミンＣ
を含む水菜。どちらもしっかり摂れます。

梅の酸味と塩味で味を整える。
食材のおいしさが際立つ

ゆで豚と水菜の梅和え

脂質2.9g ｜ 糖質2.9g ｜ 塩分0.8g

材料｜2人分

豚赤身薄切り - - - - - - - - - - - - - - - - - - - 100g
水菜 - 1株
Ⓐ 基本のだし汁- - - - - - - - - - - - - - - -大さじ3
　 しょうゆ - - - - - - - - - - - - - - - - - -小さじ1
　 減塩梅干し(たたき) - - - - - - - - - - - - - 1個
　 白いりごま - - - - - - - - - - - - - - - - -小さじ2

作り方

1 水菜は3cm長さに切る。
2 豚肉を茹でる。
3 ボウルに**1**・**2**・Ⓐを合わせて和える。

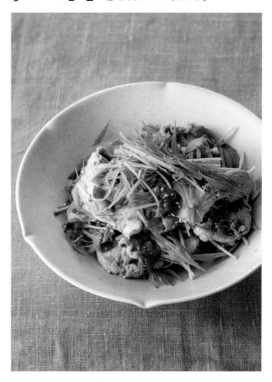

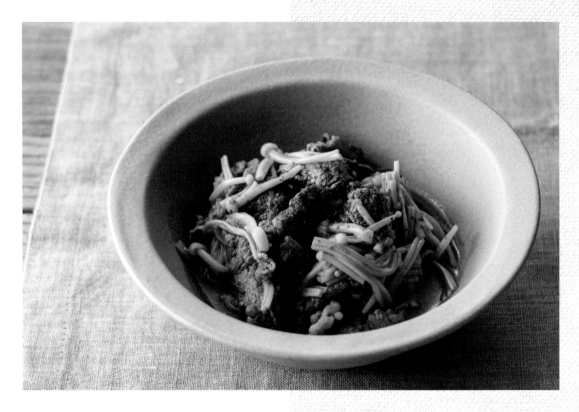

えのきたけでかさまし。
お弁当のおかずにも

牛肉えのき煮

脂質7.5g ｜ 糖質3.4g ｜ 塩分1.0g

材料｜2人分

牛肉赤身薄切り - - - - - - - - - - - - - 100g
えのきたけ - - - - - - - - - - - - - - 1/2個
Ⓐ 基本のだし汁 - - - - - - - - - - - - 100㎖
　 しょうゆ - - - - - - - - - - - - - 小さじ2
　 ごま油 - - - - - - - - - - - - - - 小さじ1
一味唐辛子 - - - - - - - - - - - - - - 適量

作り方

1 えのきたけはざく切りにする。
2 鍋にⒶを入れて熱し、牛肉・**1**を加えて煮る。
3 器に**2**を盛り、一味唐辛子をちらす。

管理栄養士から一言

良質なたんぱく質である牛肉と、体内の
コレステロールと中性脂肪を分解してく
れるえのきたけを一緒に。

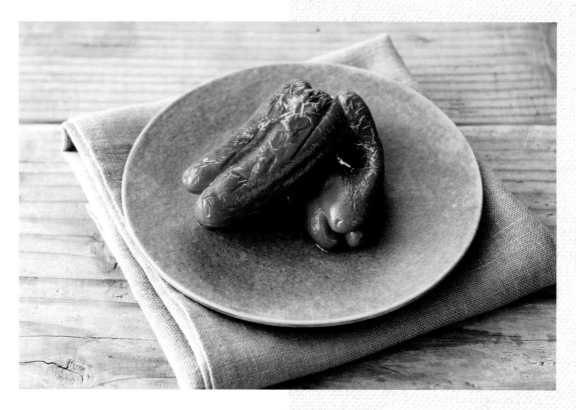

だしを含んだピーマンは
とても味わい深い

ピーマンの焼きびたし

脂質0.1g ｜ 糖質2.6g ｜ 塩分0.2g

副菜

材料｜2人分

ピーマン -4個
Ⓐ｜基本のだし汁- - - - - - - - - - - - 100㎖
　｜しょうゆ・みりん・酢- - - - - - - 各小さじ1

作り方

1 ピーマンはヘタをくり抜き、トースターで焼き目がつくまで焼く。
2 ボウルにⒶをあわせ、**1**を漬ける。

管理栄養士から一言

ピーマンには肝臓を守ってくれるビタミンC、Eが多く含まれています。また抗酸化作用のβ-カロテンも豊富なため、生活習慣病予防にうってつけの食材です。

基本のだし汁 作り方33ページ

華やかな花椒の香りが
口にふわりと広がる

ふかし里いもの
味噌づけ

脂質1.1g ｜ 糖質17.3g ｜ 塩分0.8g

材料｜2人分

里いも - - - - - - - - - - - - - - - - - - - 6個
Ⓐ ｜ 味噌 - - - - - - - - - - - - - - - - -小さじ2
　 ｜ 花椒・ラー油 - - - - - - - - - - - - - - 各少々

作り方

1 里いもは皮に1周切り込みを入れてふかす。
2 Ⓐを合わせる。
3 皿に**1**・**2**を盛る。

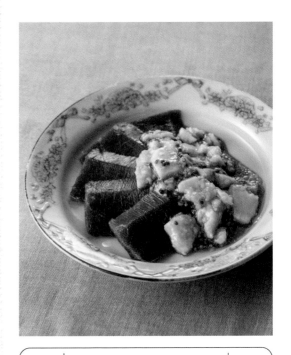

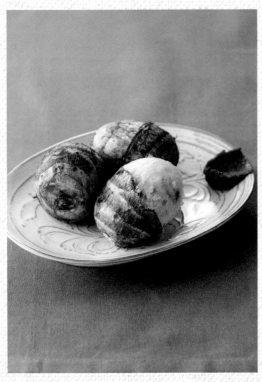

オリーブとマスタードが香る、
洋風の味つけ

まぐろのたたき
山いもかけ

脂質3.2g ｜ 糖質3.9g ｜ 塩分0.4g

材料｜2人分

まぐろ刺身 -1/2さく
山いも -50g
Ⓐ ｜ ポン酢しょうゆ - - - - - - - - - - - - - - 大さじ1/2
　 ｜ オリーブオイル・粒マスタード - - - - - - 各小さじ1

作り方

1 まぐろは食べやすい厚さに切り、皿にのせる。
2 山いもはたたいてⒶとあわせて和える。
3 **1**に**2**をかける。

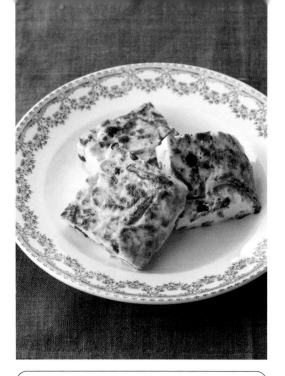

柚子こしょうの香りと辛味がアクセント。
さばのうま味が白菜にしみる

白菜とさばの
柚子こしょうマリネ

脂質11.1g ｜ 糖質1.1g ｜ 塩分1.2g

材料｜2人分

白菜	1枚
塩	ひとつまみ
さば缶	1缶
Ⓐ 柚子こしょう	小さじ1/2
オリーブオイル	大さじ1/2

作り方

1 白菜は細切りにして塩もみをする。

2 ボウルに **1**・さばをあわせてまぜ、Ⓐを加えて和える。

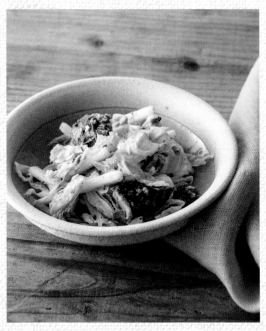

きのこたっぷり。
チーズのコクがうれしい簡単イタリアン

高野豆腐ときのこの
フリッタータ

脂質19.8g ｜ 糖質2.5g ｜ 塩分0.9g

材料｜2人分

高野豆腐	2枚	Ⓐ 卵	2個
しめじ	1/3個	牛乳	大さじ3
いんげん	2本	粉チーズ	大さじ1
オリーブオイル	大さじ1	顆粒コンソメ	小さじ1/2

作り方

1 高野豆腐は水でもどしてちぎる。しめじはほぐす。いんげんはななめに切る。

2 フライパンにオリーブオイルを入れて中火で熱し、**1** を入れて炒める。

3 Ⓐをあわせて **2** に流し入れて両面焼く。

副菜

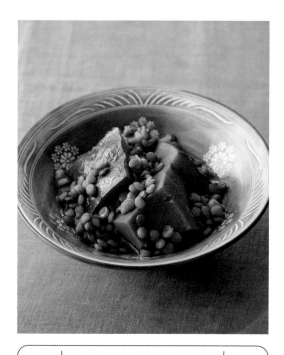

かぼちゃのホクホクとした食感がいい。
素朴な味わいにほっこり

かぼちゃと豆の煮もの

脂質0.6g｜糖質27.5g｜塩分1.0g

材料｜2人分

かぼちゃ -1/6個
レンズ豆 -50g
Ⓐ ｜ 基本のだし汁 - - - - - - - - - - - - - - 300mℓ
　　｜ しょうゆ - - - - - - - - - - - - - - - -小さじ2
　　｜ みりん・酒 - - - - - - - - - - - - - 各小さじ1

作り方

1 かぼちゃは一口大に切る。
2 鍋にⒶをあわせ、**1**とレンズ豆を入れて弱火で煮る。

基本のだし汁 作り方33ページ

さつまいもの甘さと
オレンジの酸味が相性良し

さつまいもとオレンジの甘煮

脂質4.4g｜糖質40.0g｜塩分0.2g

材料｜2人分

さつまいも -1/2本
水 - 100mℓ
オレンジ -1/2個
Ⓐ ｜ オレンジ果汁・はちみつ - - - - - - - - - 各大さじ2
　　｜ バター - - - - - - - - - - - - - - - - - - -10g

作り方

1 さつまいもは1cm幅の輪切り、オレンジは実をとる。
2 鍋に水・さつまいもを入れて柔らかくなるまでゆで、オレンジ・Ⓐを加えて煮る。

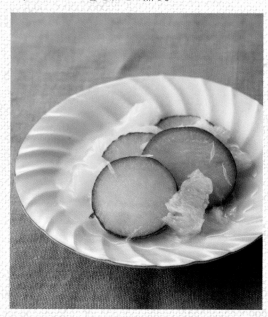

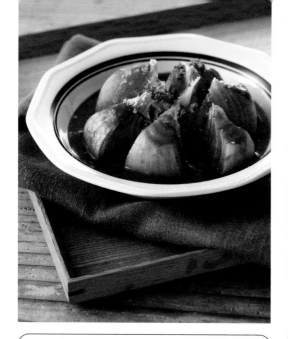

管理栄養士から一言

血液をサラサラにしてくれる玉ねぎには、肝臓にたまった脂肪の燃焼効果もあります。またトマトジュースに含まれるリコピンも同様に脂肪の上昇を強く抑制してくれます。

トマトのうま味がしみる玉ねぎ。
冷やして食べてもおいしい

玉ねぎの
トマトスープがけ

脂質1.3g ｜ 糖質17.8g ｜ 塩分0.8g

材料｜2人分

玉ねぎ - 2個
Ⓐ｜無塩トマトジュース - - - - - - - - - - - - - 1カップ
　｜水 - - - - - - - - - - - - - - - - - - - 100㎖
　｜顆粒コンソメ - - - - - - - - - - - - - - - 小さじ1
粉チーズ - - - - - - - - - - - - - - - - - - - 大さじ1
パセリ(刻み) - - - - - - - - - - - - - - - - - 大さじ1

作り方

1 玉ねぎは6等分の放射状に切り込みを入れる。
2 耐熱容器に**1**・Ⓐを入れてラップをしてレンジで約5分加熱する。
3 皿に**2**を盛り、粉チーズ・パセリをちらす。

管理栄養士から一言

脂質と糖質が少なく、食物繊維が豊富なこんにゃくはとてもヘルシー。消化もいいので肝臓の負担になりません。

しょうゆとごまの
風味が香ばしい。

さつまいもの
ごまきんぴら

脂質4.9g ｜ 糖質19.4g ｜ 塩分0.7g

材料｜2人分

さつまいも - 1/2本
糸こんにゃく - - - - - - - - - - - - - - - - - - - 50g
ごま油 - 小さじ2
しょうゆ - - - - - - - - - - - - - - - - - - 小さじ1・1/2
黒いりごま - - - - - - - - - - - - - - - - - - 小さじ1

作り方

1 さつまいもは細切り、糸こんにゃくはざく切りにする。
2 フライパンにごま油を入れて中火で熱し、**1**を入れて炒める。
3 **2**にしょうゆを加えてからめ、黒いりごまをふる。

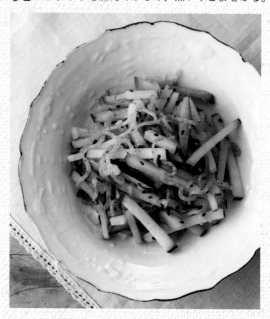

キャベツのビタミンUは肝臓内の余計な脂肪を
代謝して、肝機能を高めてくれます。

シンプルな料理も
スパイシーな香りでやみつきに

キャベツの
クミンステーキ

脂質6.3g｜糖質5.1g｜塩分0.2g

材料｜2人分

キャベツ -1/6個
Ⓐ｜おろしにんにく - - - - - - - - - - - - -小さじ2
　｜クミンパウダー - - - - - - - - - - - 小さじ1/4
オリーブオイル - - - - - - - - - - - - - -大さじ1
ブラックペッパー- - - - - - - - - - - - - - - 適量

作り方

1 キャベツはくし形切りに2等分する。
2 フライパンにオリーブオイルを入れて中火で熱し、
1をのせてしっかり両面焼き、Ⓐをあわせてぬる。
3 皿に**2**をのせてブラックペッパーをかける。

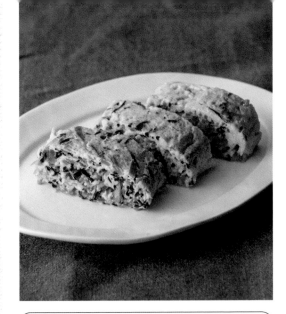

良質なたんぱく質やビタミンを含む卵。きぬさ
や、にんじんといった緑黄色野菜と一緒に摂る
ことでさらにヘルシーに。

多くの栄養がたっぷりつまった
色鮮やかなたまご焼き

千草焼き

脂質12.3g｜糖質3.2g｜塩分1.0g

材料｜2人分

ひじき - 大さじ1
カニ缶 - 1缶
きぬさや - - - - - - - - - - - - - - - - - - - 5枚
にんじん -1/6本
卵 - 2個
Ⓐ｜基本のだし汁- - - - - - - - - - - - - -大さじ2
　｜薄口しょうゆ・みりん - - - - - - - - -各小さじ1/2
オリーブオイル - - - - - - - - - - - - - - - -大さじ1

作り方

1 ひじきは水でもどす。にんじんとスジをとったき
ぬさやは細切りにする。
2 ボウルに卵を溶いてⒶとあわせ、**1**とカニ缶を入
れてまぜる。
3 たまご焼き用フライパンにオリーブオイルを入れ
て熱し、**2**を数回に分けて流して巻く。

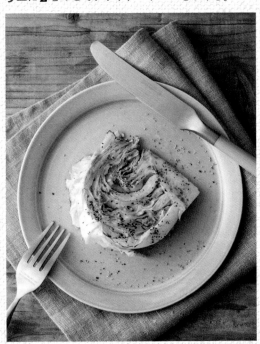

具材を切って、
電子レンジで加熱すれば完成

ホットサラダ

脂質0.2g ｜ 糖質10.3g ｜ 塩分1.0g

材料 ｜ 2人分

スナップエンドウ - - - - - - - - - - - - - - - - - - - 4本
赤パプリカ - 1/4個
スライスかぼちゃ - - - - - - - - - - - - - - - - - 4枚
玉ねぎ - 1/4個
ハーブ塩 - - - - - - - - - - - - - - - - - - ふたつまみ

作り方

1 スナップエンドウはスジをとる。赤パプリカは一口大、玉ねぎはくし形切りにする。
2 耐熱容器に**1**・かぼちゃを入れてラップをしてレンジで約4分加熱する。
3 皿に**2**を盛り、ハーブ塩をかける。

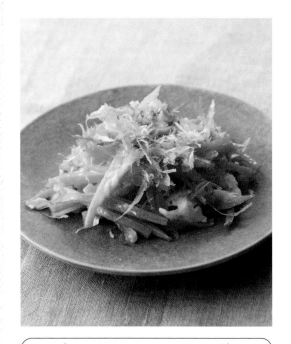

にんじんの自然な甘さが
引き立つ一品

にんじんしりしり

脂質7.3g ｜ 糖質3.7g ｜ 塩分0.7g

材料 ｜ 2人分

にんじん - 1/2本
ごま油 - 小さじ2
卵 - 1個
Ⓐ ｜ 塩 - - - - - - - - - - - - - - - - - - ひとつまみ
　 ｜ こしょう - - - - - - - - - - - - - - - ひとつまみ
かつお節 - - - - - - - - - - - - - - - - - 1袋(約2g)

作り方

1 にんじんは細切りにする。
2 フライパンにごま油を入れて中火で熱し、**1**を入れて炒める。
3 卵を溶き、**2**に流して炒めたらⒶで調味する。
4 皿に**3**を盛り、かつお節をのせる。

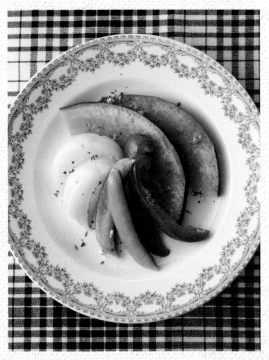

副菜

副菜の作りおき

食卓にプラス1品で、たっぷり栄養を摂りましょう。

緑黄色野菜の料理

香ばしいピーナッツと春菊の苦みが合う
春菊のピーナッツ和え

脂質3.0g ｜ 糖質3.1g ｜ 塩分1.1g

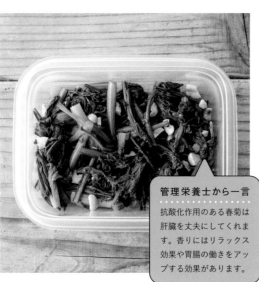

> **管理栄養士から一言**
> 抗酸化作用のある春菊は肝臓を丈夫にしてくれます。香りにはリラックス効果や胃腸の働きをアップする効果があります。

材料｜2人分

春菊 -1束
Ⓐ ┌ 基本のだし汁 - - - - - - - - - - - - - - 大さじ2
　 ｜ しょうゆ - - - - - - - - - - - - - - - - 小さじ2
　 └ 砂糖 - - - - - - - - - - - - - - - - - - 小さじ1
ピーナッツ(刻み) - - - - - - - - - - - - - - - - 12粒

作り方

1 春菊はゆでてしっかりしぼり、4㎝長さに切る。
2 ボウルにⒶをあわせ、1・ピーナッツを加えて和える。

爽やかな苦みと酸味が体調を整えてくれる
ゴーヤのピクルス

脂質0.1g ｜ 糖質5.5g ｜ 塩分0.2g

> **管理栄養士から一言**
> ゴーヤの苦み成分は肝機能の改善や血糖値を下げてくれます。

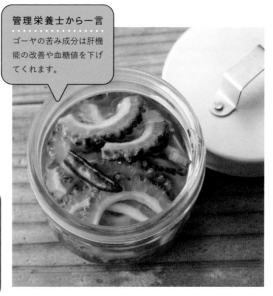

材料｜2人分

ゴーヤ - - - - - - - - -1/2本　　Ⓐ ┌ 酢・水 - - - - - 各50㎖
ローリエ - - - - - - - -1枚　　　　 ｜ 砂糖 - - - - - 大さじ2
鷹の爪 - - - - - - - - -1本　　　　 └ 塩 - - - - - ひとつまみ

作り方

1 ゴーヤはワタをとって半月切りにする。
2 耐熱容器にⒶを入れてラップをしてレンジで1分加熱する。
3 2に1・ローリエ・鷹の爪を加えて漬ける。

豆の料理

枝豆の香りと甘味が活きるシンプルな味つけ

ひたし豆

脂質1.2g ｜ 糖質2.4g ｜ 塩分0.5g

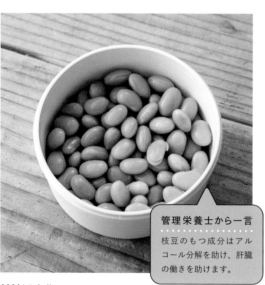

> **管理栄養士から一言**
> 枝豆のもつ成分はアルコール分解を助け、肝臓の働きを助けます。

材料｜2人分

枝豆	40粒
Ⓐ 基本のだし汁	50mℓ
みりん・薄口しょうゆ	各小さじ1

作り方

1 鍋にⒶをあわせて熱し、むいた枝豆を加えてひと煮たちさせて粗熱をとる。

貝の料理

あさりのだしのうま味が一皿にあふれる

あさりとほうれん草の炒め

脂質3.1g ｜ 糖質1.9g ｜ 塩分0.7g

> **管理栄養士から一言**
> ほうれん草はビタミンKや葉酸を手軽に摂れる食材です。

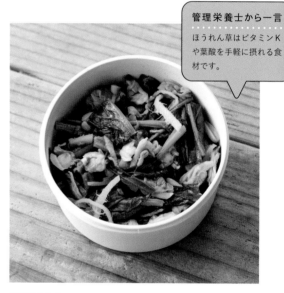

材料｜2人分

あさり缶	1缶	Ⓐ 基本のだし汁	大さじ2
ほうれん草	3株	オイスターソース	小さじ1
しょうが	2かけ		
ごま油	小さじ1		

作り方

1 ほうれん草はゆでて3cm長さに切る。しょうがは千切りにする。

2 フライパンにごま油を入れて中火で熱し、1・あさりを入れて炒める。

3 Ⓐを加えてからめる。

Column 2

外飲みでの
肝臓をいたわるおつまみ選び

肝臓をいたわるなら、外でお酒を飲むときにも注意が必要。
お店のおつまみメニューはお酒がすすむものばかりで、ついあれこれ頼んでしまいますよね。
外飲みでのおつまみ選びのポイントや、おすすめのおつまみをご紹介します。

Point ❹
あたたかいものから
食べ始める

お酒は胃腸の粘膜を傷つけ、種類によっては体を冷やすものもあります。はじめにあたたかいものを食べることで、胃腸への負担を減らせます。

Point ❸
野菜や豆類を
多めに摂る

野菜や豆類は肝臓に負担をかけず、解毒や代謝を促す作用を持つものも。消化のスピードもゆるやかにしてくれて、胃腸にやさしいのも◎。

Point ❷
揚げ物中心に
しない

居酒屋などでは特に、揚げ物メニューも多く注文してしまいがち。脂肪の摂りすぎも肝臓に負担をかけるため、食べ過ぎないようにしましょう。

Point ❶
とにかく
しっかり食べる

空腹で飲酒をすると、胃腸でのアルコール吸収が促進されてしまいます。お酒を飲む前にお腹に何か入れ、飲み進めてからもしっかり食べるように。

おすすめの 外飲み おつまみメニュー

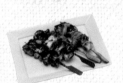
焼き鳥

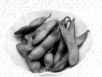
枝豆

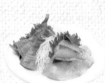
お刺身

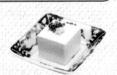
冷ややっこ

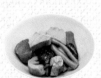
煮物

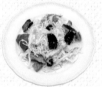
サラダ

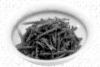
根菜のきんぴら

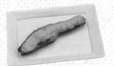
焼き魚

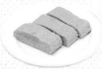
たまご焼き

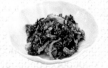
青菜のあえものやおひたし

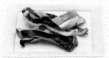
いかの素焼き

チーズ

ナッツ

Part5

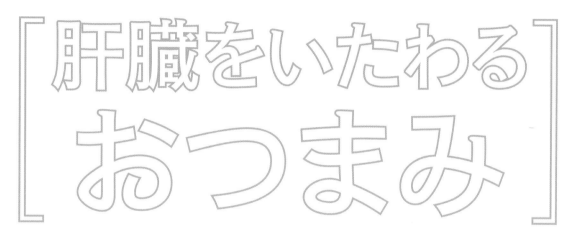

［肝臓をいたわる おつまみ］

健康な肝臓を維持するためには、休肝日を週2日以上作ることが大切。
そしてお酒を飲む時には22ページで解説した適量を守るようにしましょう。
それさえ守れば、お酒は日々のストレス解消にとても有益です。
それでもついつい飲んでしまう人は、おつまみメニューを少し工夫してみましょう。
ここでは肝臓の機能を高めてくれる食材を用いたおつまみをご紹介します。

串焼き

脂質5.0g ｜ 糖質2.3g ｜ 塩分0.3g

定番のビール、
日本酒はもちろん、
赤ワインにも

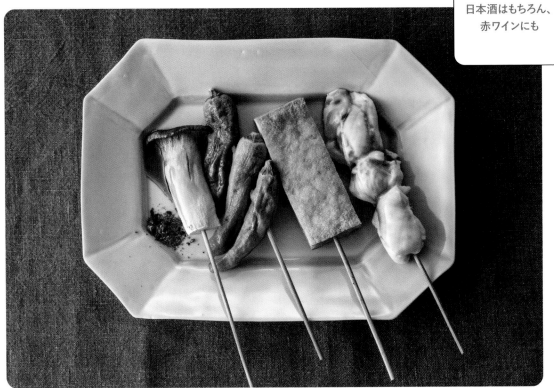

材料｜2人分

ささみ- - - - - - - - - - - - - - - - - - -	2本
厚揚げ - - - - - - - - - - - - - - - - -	1/2枚
ししとう- - - - - - - - - - - - - - - - - -	6本
エリンギ - - - - - - - - - - - - - - - - -	1本
焼き鳥のたれ - - - - - - - - - - - -	大さじ1/2
七味唐辛子 - - - - - - - - - - - - - -	適量

作り方

※トースターは180℃に予熱する

1 ささみは一口大、厚揚げ・エリンギは半分
に切る。

2 串にそれぞれの食材をお好みで刺す。

3 2にたれをぬり、トースターで焼く。

4 皿に3を盛り、七味唐辛子を添える。

管理栄養士から一言

脂質の多いもも肉は避け、ささみやむね
肉を選びましょう。また野菜も一緒に
しっかり摂りましょう。

ねぎマリネ

脂質9.1g ｜ 糖質5.2g ｜ 塩分0.5g

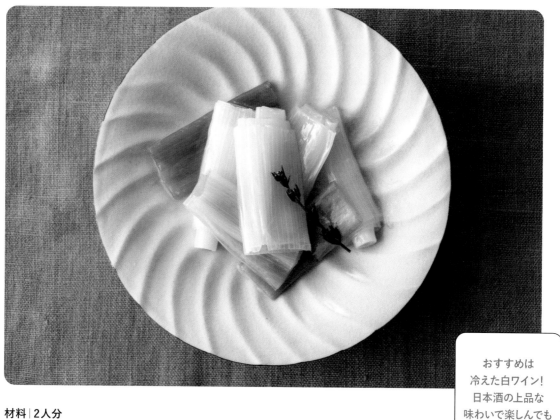

おすすめは
冷えた白ワイン！
日本酒の上品な
味わいで楽しんでも

材料｜2人分

長ねぎ	1本
酒	大さじ1
タイム	1枝
オリーブオイル	大さじ1・1/2
塩	ひとつまみ

おつまみ

作り方

1 長ねぎは6cm長さに切る。

2 耐熱容器に1、酒、タイムを入れてラップをしてレンジで約4分加熱する。

3 2にオリーブオイルと塩をかけてサッと和え、冷蔵庫で冷やす。

管理栄養士から一言

消化を促進してくれる長ねぎは、肝臓の働きを補助してくれます。また、ビタミンCやカロテンは免疫機能向上を助けます。

焼いたアボカドはとてもクリーミー。
のせて焼くだけの簡単メニュー

アボグラタン

脂質22.9g │ 糖質4.4g │ 塩分0.7g

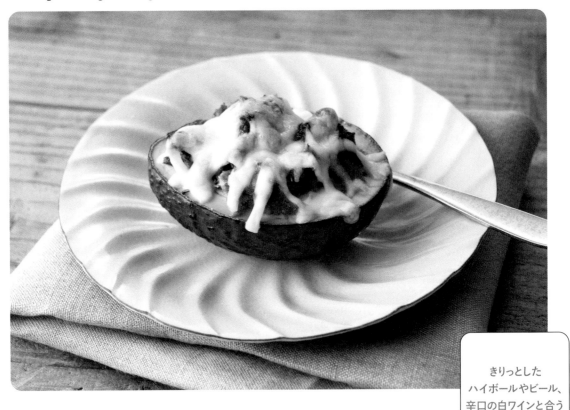

きりっとした
ハイボールやビール、
辛口の白ワインと合う

材料│2人分

アボカド - - - - - - - - - - - - - - - - - - 1個
さば味噌煮缶 - - - - - - - - - - - - - - 1/2缶
シュレッドチーズ - - - - - - - - - - - - - 40g

作り方

※トースターは180℃に予熱する

1 アボカドを半分に切り、種を除く。くぼみ
に汁気を切ったさばをのせる。

2 1にシュレッドチーズをのせて、トース
ターで焼き目がつくまで焼く。

管理栄養士から一言

抗酸化作用が高く、ビタミンCが豊富な
アボカド。中性脂肪を下げてくれるさば
ととても好相性です。

油揚げのタコス風

脂質12.5g ｜ 糖質8.6g ｜ 塩分0.6g

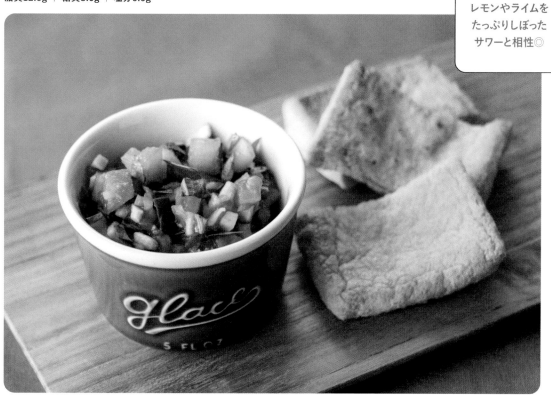

> メキシコビールや
> レモンやライムを
> たっぷりしぼった
> サワーと相性◎

材料｜2人分

油揚げ	2枚
小松菜	1株
トマト	1/2個
しいたけ	2個
玉ねぎ	1/4個
Ⓐ オリーブオイル	小さじ1
ケチャップ	大さじ2
タバスコ	適量
こしょう	少々

作り方

1 小松菜・トマト・しいたけ・玉ねぎは粗く刻む。

2 油揚げは3等分に切ってトースターで焼く。

3 耐熱容器に**1**とⒶをあわせ、レンジで約4分レンジで加熱する。

4 皿に**2**、**3**を盛る。

> 管理栄養士から一言
>
> 油揚げをトルティーヤの代わりにすれば糖質ダウン。緑黄色野菜を加えてさらにヘルシーに。

牛肉とだしのうま味が
豆腐とれんこんにしみる

肉豆腐

脂質9.7g ｜ 糖質10.0g ｜ 塩分1.5g

麦焼酎、ビールは
もちろんのこと
赤ワインともぴったり

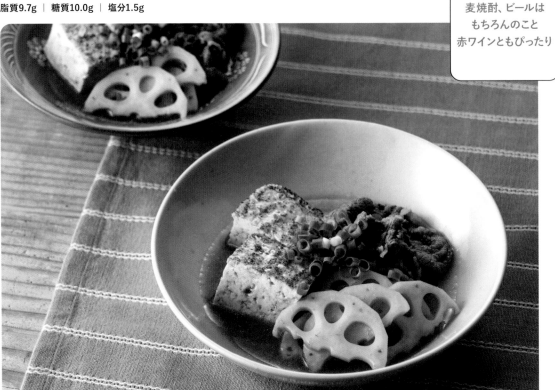

材料｜2人分

牛肉赤身 - - - - - - - - - - - - - - - - - 100g
れんこん - - - - - - - - - - - - - - - - 1/2節
焼き豆腐 - - - - - - - - - - - - - - - - 1/2丁
Ⓐ｜基本のだし汁 - - - - - - - - - - - - -1カップ
　｜しょうゆ - - - - - - - - - - - - - - 大さじ1
　｜砂糖 - - - - - - - - - - - - - - 大さじ1/2
小ねぎ(小口切り) - - - - - - - - - - - - -2本

作り方

1 れんこんは半月切りにする。

2 鍋にⒶを入れて熱し、**1**、牛肉、焼き豆腐
を入れて煮る。

3 器に**2**を盛り、小ねぎをちらす。

管理栄養士から一言

牛肉は脂身の少ない赤身を使うことがベ
スト。れんこんを加えることでビタミン
Cと胃粘膜を保護してくれる成分もしっ
かり摂れます。

基本のだし汁▶作り方33ページ

こってりとしたうま味のうなぎが
酢でさっぱりとした味に

うなぎとなすのホットマリネ

脂質7.9g ｜ 糖質5.5g ｜ 塩分1.0g

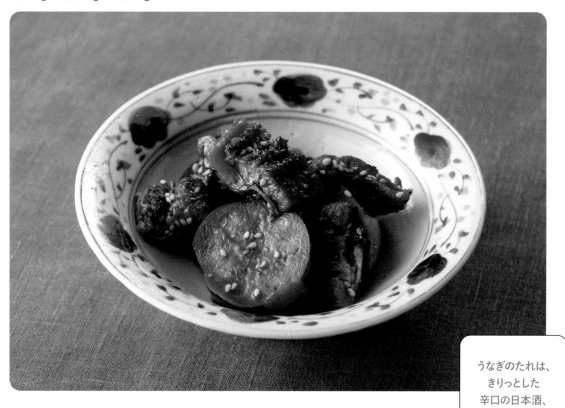

うなぎのたれは、
きりっとした
辛口の日本酒、
赤ワインが楽しめる

材料｜2人分

うなぎ - - - - - - - - - - - - - - - - - - - 1/2枚
なす -1本
酒 - - - - - - - - - - - - - - - - - - 大さじ1
Ⓐ｜ うなぎのたれ(付属品) - - - - - - 大さじ1
　｜ 酢 - - - - - - - - - - - - - - - - 小さじ1
　｜ 白いりごま - - - - - - - - - - - 小さじ1

作り方

1 うなぎは粗く刻み、なすは皮を縞にむいて輪切りにする。

2 耐熱容器になすと酒を入れ、ラップをしてレンジで約4分加熱し、うなぎを加えて約1分加熱する。

3 2にⒶを加えて和える。

管理栄養士から一言

うなぎは肝臓の機能を助けてくれるビタミンAがとても豊富。水分が多いなすは毒素を排出する利尿作用があります。

柿の甘味と濃厚なチーズ。
それぞれがおいしさを引き立たせる

柿の白和え

脂質3.3g ｜ 糖質17.3g ｜ 塩分0.4g

スパークリングワイン、
白ワインがおすすめ。
フルーティーな日本酒と
カップリングさせても

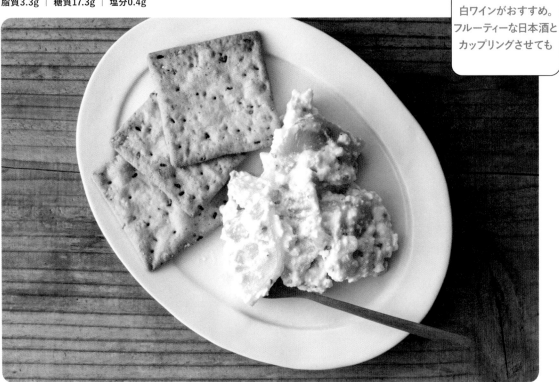

材料 ｜ 2人分

柿 - 1/2個
Ⓐ ｜ カッテージチーズ - - - - - - - - - 大さじ5
　 ｜ 白いりごま - - - - - - - - - - - - 小さじ2
　 ｜ レモン果汁・はちみつ - - - - - 各小さじ1
クラッカー - - - - - - - - - - - - - - - - - - 6枚

作り方

1 柿はいちょう切りにする。
2 ボウルにⒶをあわせて、1を加えてまぜる。
3 皿に2・クラッカーを盛る。

管理栄養士から一言

柿には肝臓の解毒作用を強化してくれる
成分が。脂肪の少ないチーズと合わせて
満足度の高いおつまみに。

小ねぎの肉巻き

脂質6.0g ｜ 糖質3.3g ｜ 塩分0.5g

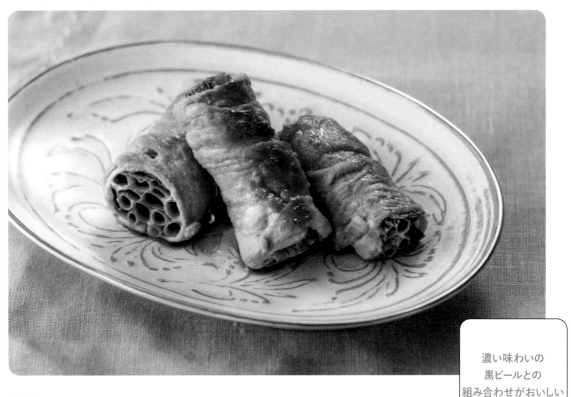

濃い味わいの
黒ビールとの
組み合わせがおいしい

材料｜2人分

豚肉赤身薄切り - - - - - - - - - - - - - -100g
小ねぎ - - - - - - - - - - - - - - - - - - -1束
オリーブオイル - - - - - - - - - - - - - 小さじ2
Ⓐ｜しょうゆ - - - - - - - - - - - - - - 小さじ1
　｜みりん - - - - - - - - - - - - - - - 小さじ1

作り方

1 小ねぎを豚肉で巻き、食べやすい大きさに
切る。
2 フライパンにオリーブオイルを入れて中火
で熱し、1を焼さ、Ⓐを加えてからめる。

管理栄養士から一言

小ねぎは血中のコレステロールを下げて
くれる効果が。脂身の少ない豚肉でビタ
ミンBもしっかり摂れます。

おつまみ

カレーとにんにくの
香ばしい香りがうれしい

アスパラのスパイシー炒め

脂質5.0g ｜ 糖質2.6g ｜ 塩分0.1g

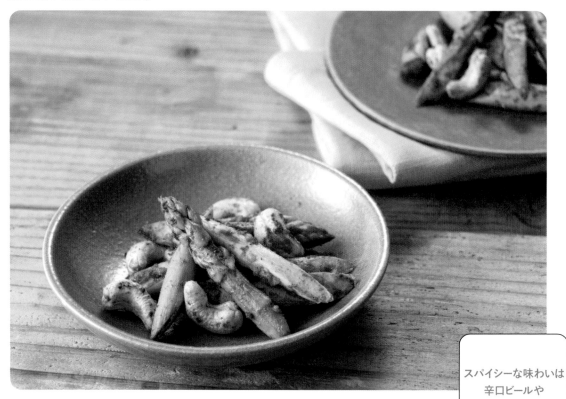

スパイシーな味わいは
辛口ビールや
レモンサワーと!

材料｜2人分

アスパラガス - - - - - - - - - - - - - - - - -4本
カシューナッツ - - - - - - - - - - - - - - - -8粒
オリーブオイル - - - - - - - - - - - - 小さじ1
Ⓐ ｜ カレー粉 - - - - - - - - - - - - 小さじ1/2
｜ おろしにんにく - - - - - - - - - 小さじ1/2

作り方

1 アスパラガスはななめに切る。
2 フライパンにオリーブオイルを入れて中火
で熱し、1とカシューナッツを入れて炒める。
Ⓐを加えてからめる。

管理栄養士から一言

カシューナッツには肝細胞の修復や機能
改善に役立つ成分が豊富。疲労回復効
果・貧血予防効果もあります。上手に組
み合わせて使いましょう。

アサリのうま味と
トマトの酸味がいいバランス

あさりのアジアン蒸し

脂質0.4g ｜ 糖質6.2g ｜ 塩分1.5g

ラガービール、
柑橘系のサワー、
白ワイン、
サングリア…etc.
なんでも相性抜群！

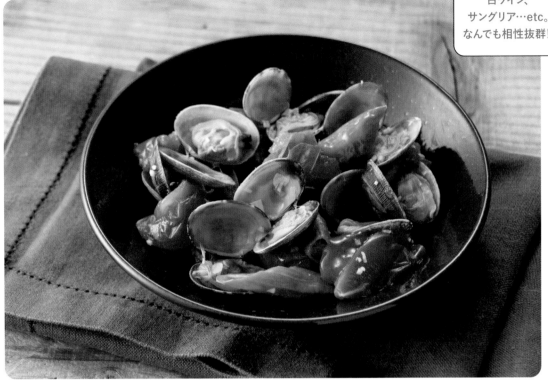

材料｜2人分

あさり	300g
トマト	1個
ししとう	4本
酒	大さじ2
にんにく	1かけ
しょうが	1かけ
Ⓐ ナンプラー	小さじ1/3
酢	小さじ1/2

おつまみ

作り方

1 トマトは一口大、ししとうは半分、にんにくとしょうがはみじん切りにする。

2 フライパンにあさり・酒・にんにく・しょうがを入れてふたをする。あさりが開いたら、トマト・ししとうを加える。

3 2にⒶを加えてからめる。

管理栄養士から一言

肝機能を高めるタウリンを含むあさり。ビタミンCが豊富なトマトと合わせました。

粉ふきいものマスタード和え

脂質4.5g ｜ 糖質4.9g ｜ 塩分0.6g

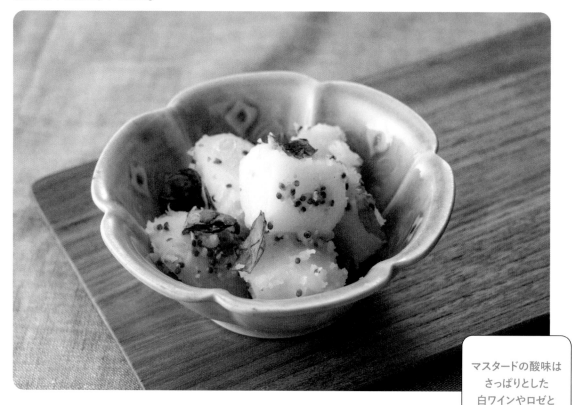

マスタードの酸味は
さっぱりとした
白ワインやロゼと
一緒に楽しみたい

材料｜2人分

じゃがいも - - - - - - - - - - - - - - - - - 1個
Ⓐ｜塩 - - - - - - - - - - - - - - - ひとつまみ
　｜粒マスタード - - - - - - - - - - - 小さじ1
　｜オリーブオイル - - - - - - - - - 小さじ2
バジル - 2枚

作り方

1 じゃがいもは一口大に切る。
2 1を茹でたら湯を捨て、鍋をゆらす。
3 2にⒶを加えて和える。皿に盛り、バジル
をちぎってちらす。

管理栄養士から一言

じゃがいもはビタミンCがたっぷり。バ
ジルやマスタードなどの香りを加えて、
塩分は少なめに。

濃厚なうま味のかきがたっぷり。
もちもち食感の韓国フード

かきとねぎのチヂミ

脂質10.6g ｜ 糖質15.6g ｜ 塩分1.4g

韓国料理には
やっぱりマッコリ！
清涼感のある
白ワインなどでも

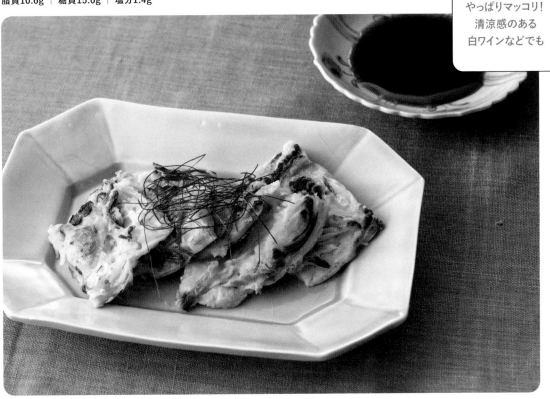

材料｜2人分

かき - - - - - - - - - - - - - - - - - - - 6個
長ねぎ - - - - - - - - - - - - - - - - 1/3本
Ⓐ 卵 - - - - - - - - - - - - - - - - - - 1個
　 薄力粉 - - - - - - - - - - - - - - 大さじ2
　 片栗粉 - - - - - - - - - - - - - - 大さじ1
　 水 - - - - - - - - - - - - - - - - 大さじ2
ごま油 - - - - - - - - - - - - - - - - 大さじ1
糸唐辛子 - - - - - - - - - - - - - - - 適量
ポン酢しょうゆ - - - - - - - - - - - - - 適量

作り方

1 長ねぎはななめ薄切りに切る。

2 ボウルにⒶをあわせ、かきと1を加えてまぜる。

3 ごま油を熱したフライパンに2を流し入れて両面焼く。

4 皿に3をのせて糸唐辛子をのせ、ポン酢しょうゆを添える。

おつまみ

管理栄養士から一言

かきは肝臓の働きを活発にするタウリンが豊富。消化を促進してくれる長ねぎを加えるとさらに効果も増します。

レモンと山椒の香りが爽やか。
ホタテの甘味が際立つ

ホタテのセビーチェ

脂質3.2g ｜ 糖質3.4g ｜ 塩分0.6g

きりっとした日本酒、
酸味のある
白ワインなどで
香りを楽しみたい

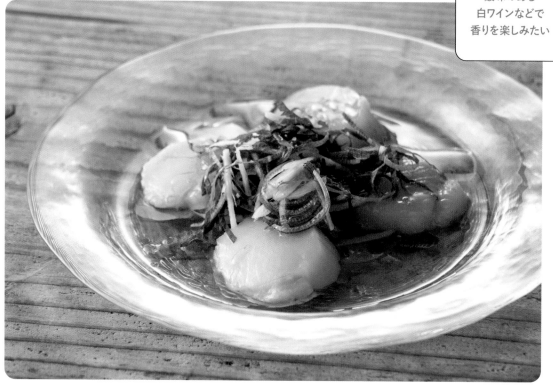

材料｜2人分

ホタテ	4個
大葉	2枚
みょうが	1個
しょうが	1かけ
Ⓐ 山椒	適量
しょうゆ	小さじ1
レモン果汁	小さじ2
オリーブオイル	大さじ1/2

作り方

1 ホタテは半分に薄切り、大葉・しょうがは千切り、みょうがは薄切りにする。

2 皿に1を盛る。

3 Ⓐをあわせて2にかける。

管理栄養士から一言

ホタテは低カロリーで高たんぱくな食材。またホタテが含むアミノ酸の一種には肝機能を高める効果があります。

ごま油の香りがうれしい。
甘辛いコチュジャン味

コチュとま

脂質3.3g ｜ 糖質5.9g ｜ 塩分0.3g

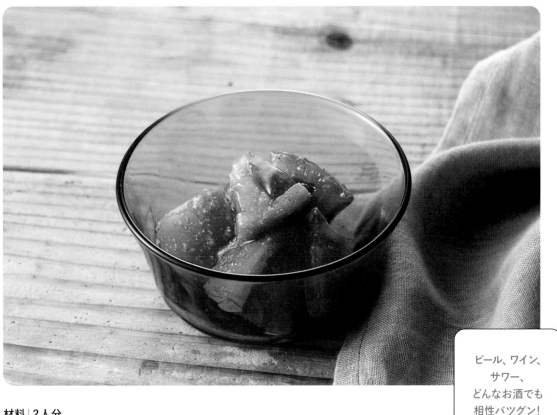

ビール、ワイン、
サワー、
どんなお酒でも
相性バツグン!

材料｜2人分

トマト - 1個
Ⓐ｜ コチュジャン - - - - - - - - - - - 小さじ1
　｜ おろしにんにく - - - - - - - - - - 小さじ1/4
　｜ ごま油 - - - - - - - - - - - - - - - 小さじ1
　｜ 白すりごま - - - - - - - - - - - - 小さじ2

おつまみ

作り方

1 トマトは一口大に切る。
2 ボウルにⒶをあわせて**1**を加えてからめる。

管理栄養士から一言

豊富なビタミンCと肝臓にたまった脂肪
を減らす効果をもつトマト。コチュジャ
ンの辛味を加えることで余計な塩分は不
使用です。

香ばしい味噌の香り。
濃厚クリーミーな一品

味噌モッツァレラ

脂質12.0g | 糖質4.1g | 塩分1.2g

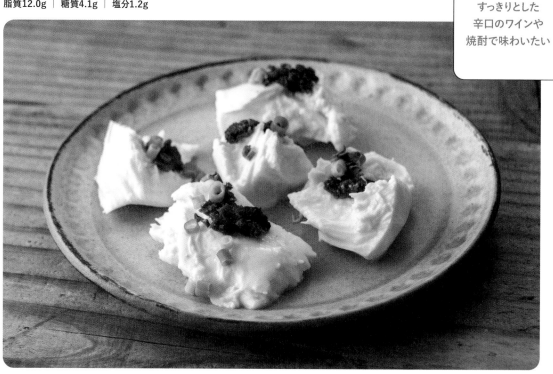

すっきりとした
辛口のワインや
焼酎で味わいたい

材料 | 2人分

モッツァレラチーズ - - - - - - - - - - - - - 1個
Ⓐ | 味噌 - - - - - - - - - - - - - - - 大さじ1
   | 酒 - - - - - - - - - - - - - - - - 小さじ1
小ねぎ(小口切り) - - - - - - - - - - - - - 1本

作り方

1 Ⓐを耐熱皿にあわせて、トースターでこげ
めがつくまで焼く。

2 モッツァレラチーズを大きくちぎり、1を
のせる。

3 皿に2を盛り、小ねぎをちらす。

管理栄養士から一言

発酵食品である味噌にはビタミンとミネ
ラルが豊富。また肝臓の解毒作用も高め
てくれます。低脂肪のチーズと合わせて
おつまみに取り入れましょう。

まろやかなマヨソースが
卵と相性抜群!

マヨたまご

脂質11.0g ｜ 糖質1.0g ｜ 塩分0.3g

フルーティーなロゼや
スパークリング
ワインに
合わせたい一品

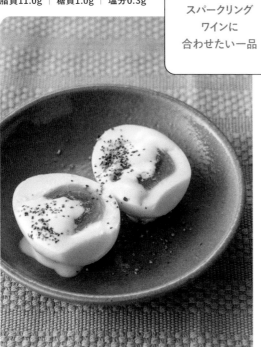

色鮮やかで栄養満点。
どんなお酒にも合う

野菜スティック

脂質10.4g ｜ 糖質4.9g ｜ 塩分0.5g

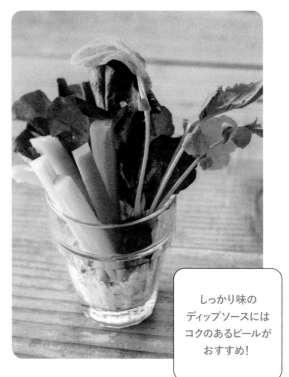

しっかり味の
ディップソースには
コクのあるビールが
おすすめ!

材料｜2人分

ゆでたまご - 2個
Ⓐ マヨネーズ - - - - - - - - - - - - - - - 大さじ1
　 牛乳 - - - - - - - - - - - - - - - - - - - 大さじ1/2
　 おろしにんにく - - - - - - - - - - - - - 小さじ1/4
ブラックペッパー - - - - - - - - - - - - - - - - - - - 適量

作り方

1 ゆでたまごは縦に半分に切り、皿にのせる。
2 Ⓐをまぜて1にかけ、ブラックペッパーをふる。

管理栄養士から一言

さまざまなビタミンやたんぱく質が豊富な卵。
余分な脂質を抑えるためにマヨネーズは少なめ
に。

材料｜2人分

セロリ - - - - - - 1/4本　　リーフ - - - - - - - - 1枚
にんじん - - - - 1/3本　　Ⓐ コンビーフ - - 1/3缶
ラディッシュ - - - - 2個　　　 クリームチーズ　50g
黄パプリカ - - - - 1/4個　　　 ブラックペッパー
　　　　　　　　　　　　　　　 - - - - - - 適量

作り方

1 セロリ・にんじん・黄パプリカは棒状、ラディッ
シュは半分に切る。
2 Ⓐをあわせて器に入れる。1やリーフにお好みで
つける。

管理栄養士から一言

緑黄色野菜にはさまざまなビタミンやミネラル
がたっぷり。加熱しないことでビタミンも壊れ
ず、そのまま体に摂り入れることができます。

おつまみ

監修
吉良文孝

東長崎駅前内科クリニック院長。
東京慈恵会医科大学卒業後、
JCHO東京新宿メディカルセンターや
都内内科クリニックなどを経て、
2018年にクリニックを開院。

料理
寺島モエカ

管理栄養士、フードスタイリスト。
給食受託会社で大量調理や栄養指導などの
栄養士業務を経験後、独立。
広告や雑誌、書籍などで幅広く活躍中。

Staff

撮影	奥村暢欣
調理・スタイリング	寺島モエカ
調理アシスタント	小野 翠、吉田さおり
イラスト	山本啓太
表紙・本文デザイン	羽賀ゆかり
編集執筆	平井薫子、阿部友良(A.I)
企画・編集	尾形和華(成美堂出版編集部)

疲れた肝臓をいたわるレシピ

監　修　吉良文孝
料　理　寺島モエカ
発行者　深見公子
発行所　成美堂出版
　　　　〒162-8445　東京都新宿区新小川町1-7
　　　　電話(03)5206-8151　FAX(03)5206-8159
印　刷　凸版印刷株式会社